三分钟知胆病

赵刚　王毅兴　编著

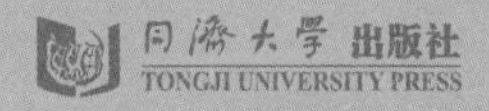

前言

胆囊良性疾病患者占正常人群的10%～20%，该病目前已经是我国社区十大常见病之一，国内每年的胆病手术超过400万例。编者从事胆囊良性疾病的临床诊疗工作近35年，每天都要面对许多胆病患者。通过与这些胆病患者的交流，编者筛选出他们最想了解的知识，并从5年前开始，持续在“好大夫”和“微医”平台发表了一些科普文章。

这本关于胆囊良性疾病诊断和治疗的科普漫画书源于编者和社区工作人员周大哥的一次聊天。周大哥是个热心人，也是小区的物业管理负责人，每当社区居民出现胆病问题，他都会第一时间来找编者咨询。周大哥曾多次表达想在小区宣传栏里张贴胆病知识宣传资料的愿望。编者在门诊中也接触到众多胆病患者希望了解更多的胆病知识。对于这些患者，胆病知识说深了听不懂；说简单了，患者隔一两天又到门诊挂号继续询问，医患沟通很困难。为了让非医学专业的胆病患者和普通人群更容易地理解胆病知识，编者编写了本书。

本书内容来自编者5年间所著320余篇科普文章，这些文章目前已有近500万次的阅读量。本书筛选出了其中点击量最大，也是胆病患者最关心的10个问题，并以漫画的形式再创作。一个问题为一篇，每篇漫画10页左右，阅读一篇漫画的时间约3分钟，这也是书名的由来。

本书的漫画内容主要为医生（赵医生）及患者之间的对话。首先，由患者陈述各种胆囊及胆管的病症，漫画尽可能还原门诊患者的病痛、心情和顾虑等；之后，由赵医生针对患者的提问进行解答，简明扼要地阐述疾病的发生原因、临床表现、临床检查、鉴别诊断及治疗方案等；最后，由赵医生向患者讲述术后居家康复等方面的问题。

特别感谢本书插画作者王诗圆，她的作品色泽鲜艳、构思巧妙，让本书为更多的患者及家属所喜爱。也衷心希望本书的出版为预防胆病发生，减少胆病引起的并发症，节约国家医疗资源，挽救患者生命做出一份贡献。

由于编者学识及笔力有限，书中若有不当之处，恳请各位读者批评指正！

赵刚、王毅兴

2021年6月

目录

1

胆囊炎与饮酒

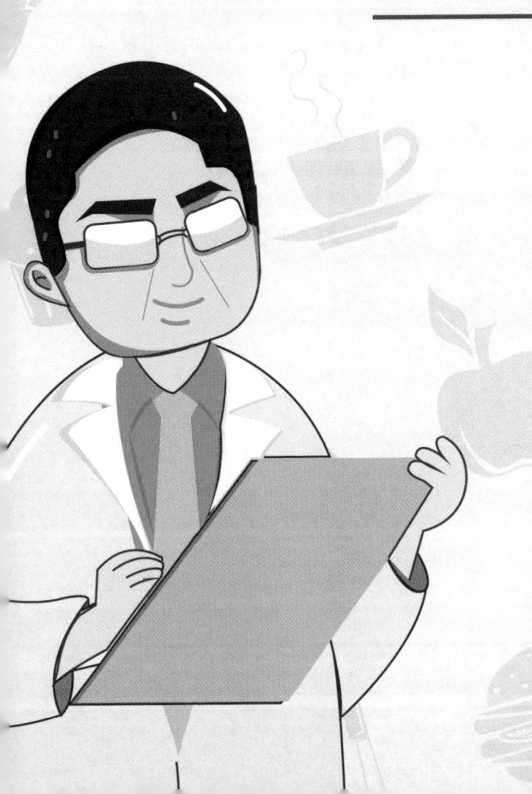

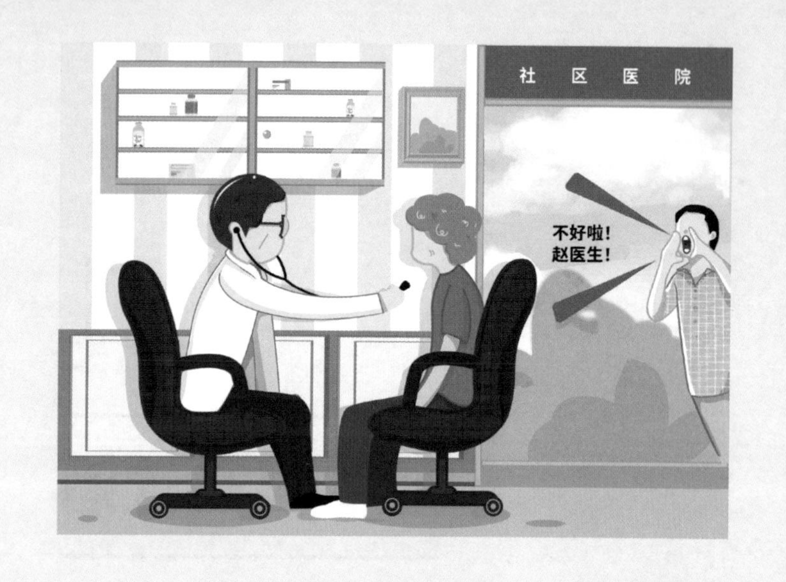

这天，赵医生正在为社区居民毛阿姨听诊。突然，门外传来一阵急促的呼叫声：“不好啦！赵医生！我爸昏过去了……”

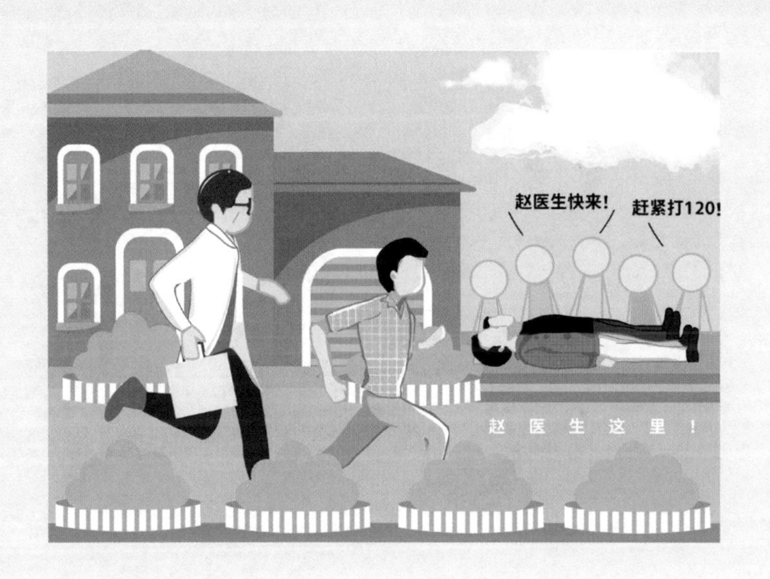

赵医生望着气喘吁吁的小明，说：“别急，你爸爸现在在哪里？”小明二话不说，拉着赵医生跑向社区食堂。食堂外已围满了人，小明爸爸和另外一个40来岁的中年人躺在地上，面红耳赤，满身酒气。

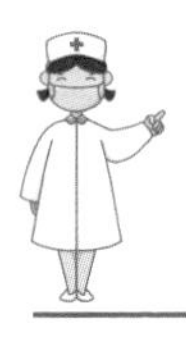

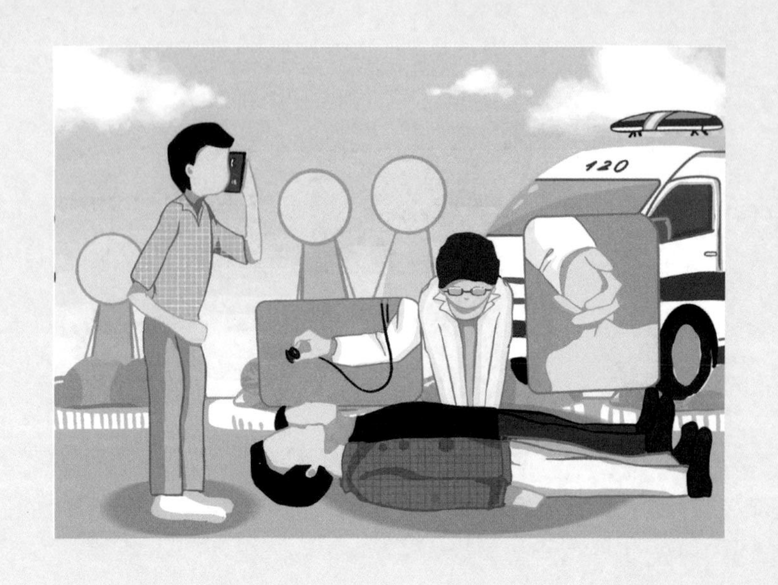

赵医生蹲下身，探了探他们的鼻息，用听诊器听了听。高声对邻居们说：“是酒精（乙醇）中毒！快打120！”

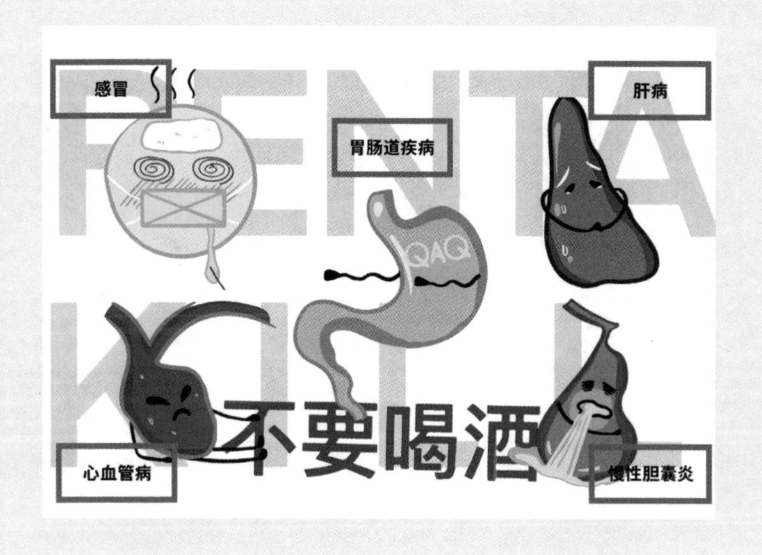

[重点一] 感冒、肝病、心血管病、胃肠道疾病、慢性胆囊炎，尤其是肝胆病患者，一次性大量饮酒，可导致急性肝衰竭而死亡。

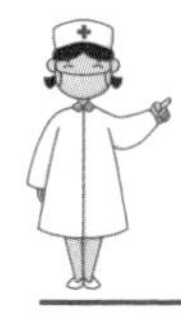

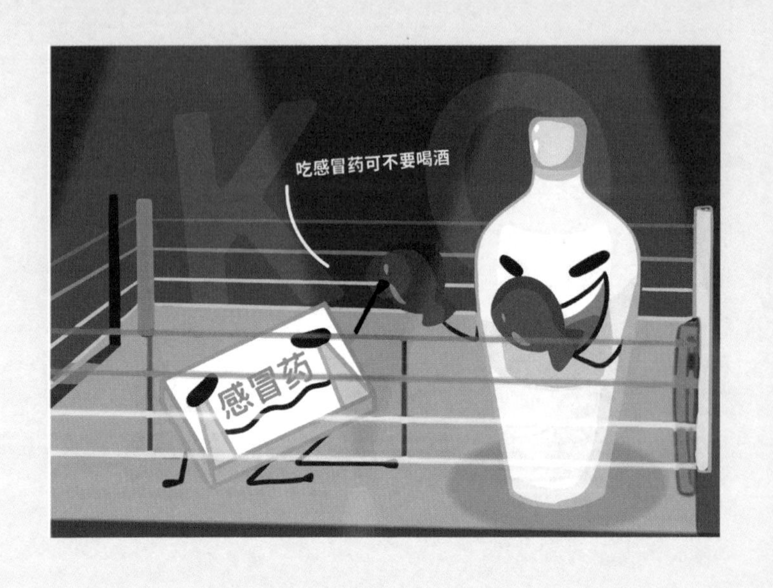

[重点二] 绝大多数的感冒药中均含“对乙酰氨基酚”这种成分，遇到乙醇（酒精），就会对人的肝脏产生毒性，甚至致命。正在服用头孢菌素类抗生素的患者，喝酒会导致双硫仑样反应，引起头疼、恶心、呼吸困难等，严重者致死。

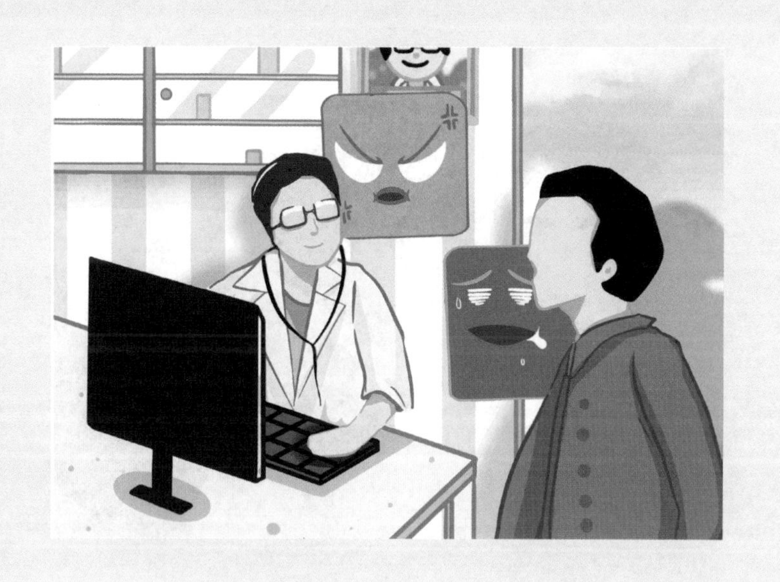

几天后，小明爸爸来到社区医院向赵医生致谢。赵医生笑呵呵地说："谢就不用了，以后少喝点酒，今天先去做个B超，验个血。"拿到检查单后，赵医生缓缓皱起眉头："你有胆囊结石，前几天吃过什么药？"小明爸："前几天，我胆囊炎又犯了，所以吃了点药（头孢克肟胶囊）。"赵医生叹了口气，望着他："你知不知道你这次有多危险？"

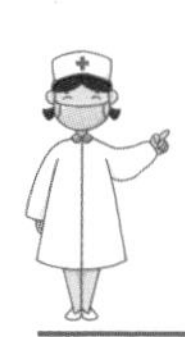

[重点三] 一名成年男性，一天摄入的乙醇量不能超过25g；而一名成年女性，一天摄入的乙醇量不能超过15g。25g乙醇量相当于啤酒750mL或葡萄酒250mL或50°白酒50mL。如果成年男性一天摄入的乙醇量超过40g，成年女性超过20g，就会大大增加患“酒精肝”的风险。

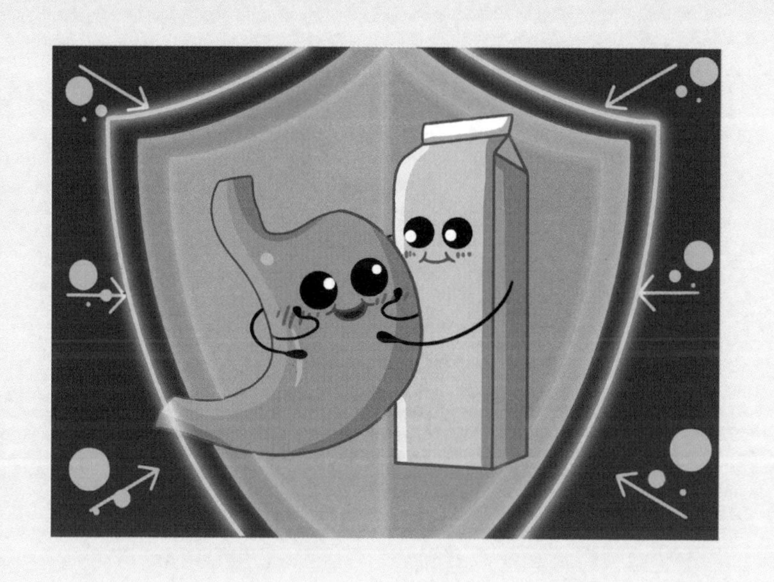

小明爸爸看着赵医生："原来喝酒有那么多危害啊！我以后还能喝酒吗？"赵医生笑了："喝酒当然可以，不过，喝酒要适量，最好先喝一瓶纯牛奶，可以保护胃。你平时喜欢喝什么酒？喝得快不快？"小明爸忙答道："我呀，喜欢喝白的，一口闷，爽气！"

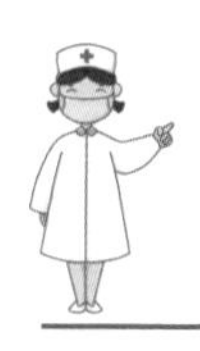

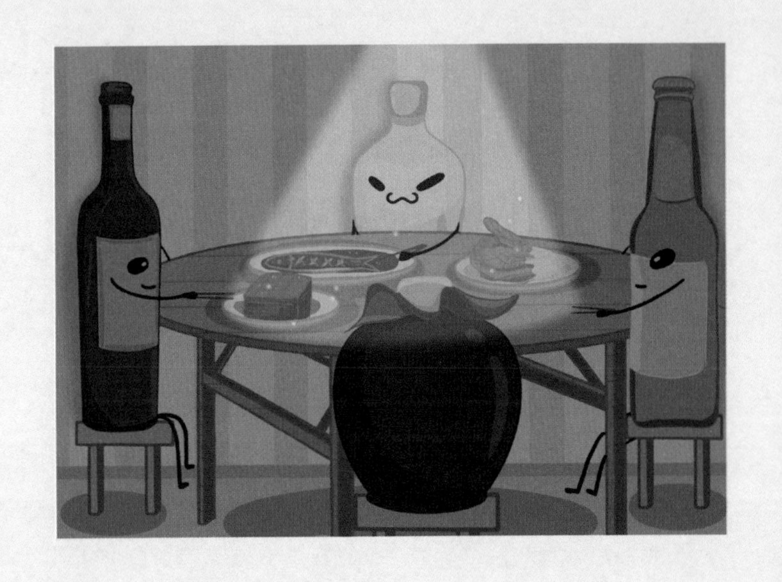

赵医生："你不要仗着年纪轻喝快酒。一般情况下，喝高度酒对肝脏的损伤要大于低度酒。小口慢喝比较安全。不同酒对肝脏的伤害从小到大依次为：啤酒→黄酒→葡萄酒→白酒。喝酒时，要多吃高蛋白及富含维生素的食品，如新鲜蔬菜、鲜鱼、瘦肉等。不要用咸鱼、香肠、腊肉等作为下酒菜。"

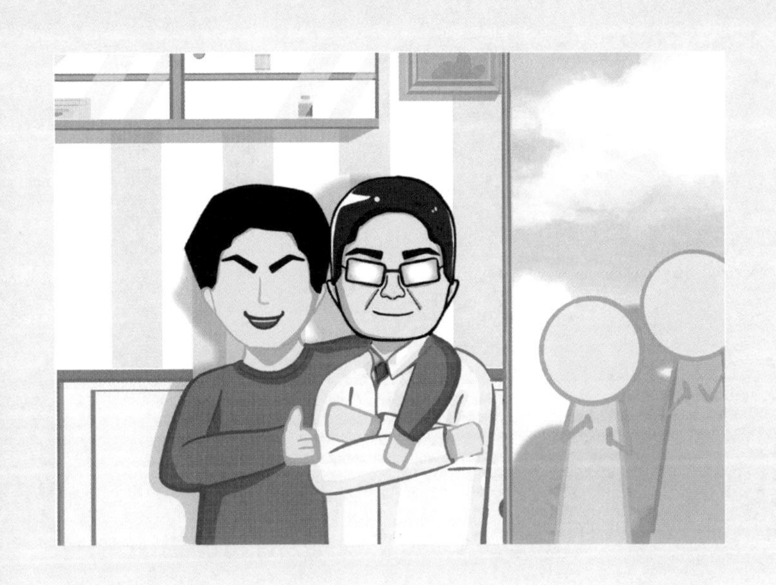

小明爸听后，不停地点头：“赵医生，太感谢您了，我一定牢记！”

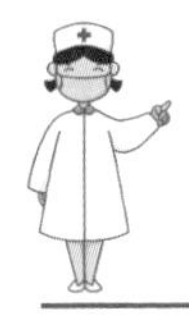

2

儿童保胆与切胆

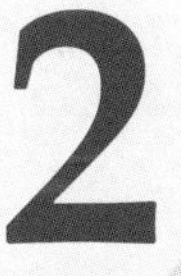

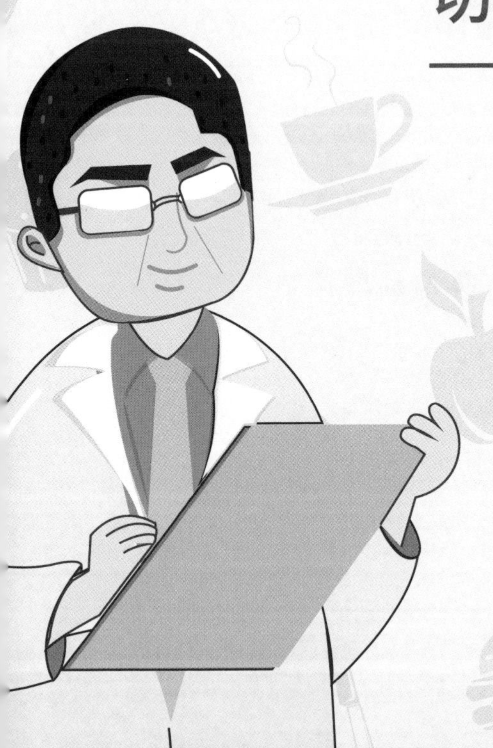

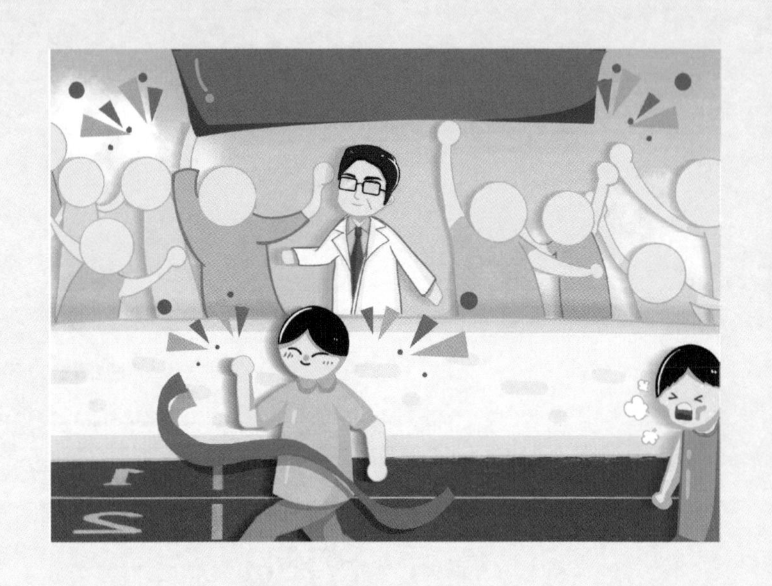

社区运动会上，小强轻松取得了少年组短跑冠军，小明却气喘吁吁地落在后面。

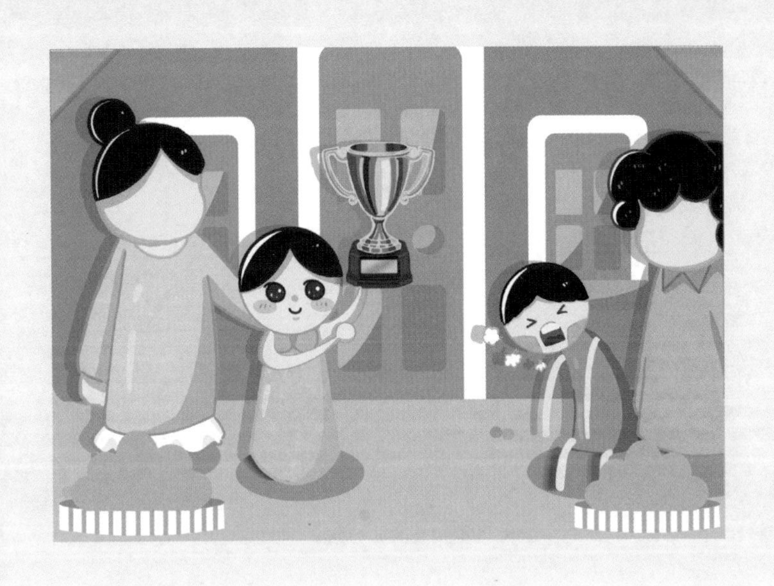

同龄的两个孩子，为何体质差异如此之大？原来，三年前小强和小明都得了胆囊结石，小强在体检中发现后，及时入院做了微创保胆取石手术（保胆）。而小明因胆囊结石引发了急性胆囊炎，为避免并发症而采取了胆囊切除手术（切胆）。

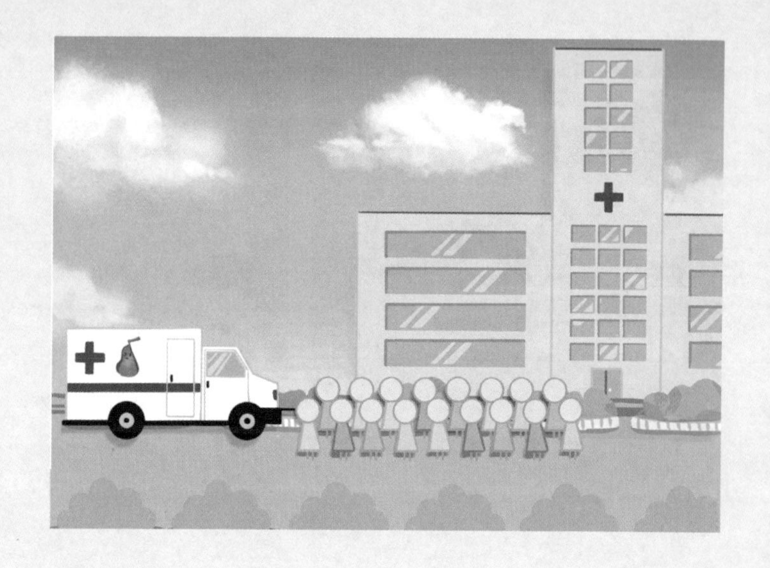

近年来，儿童胆囊结石的发病率明显上升。对于儿童胆囊结石，我们对保胆和切胆两种微创手术后患儿的生长发育及生活质量进行了随访比较。

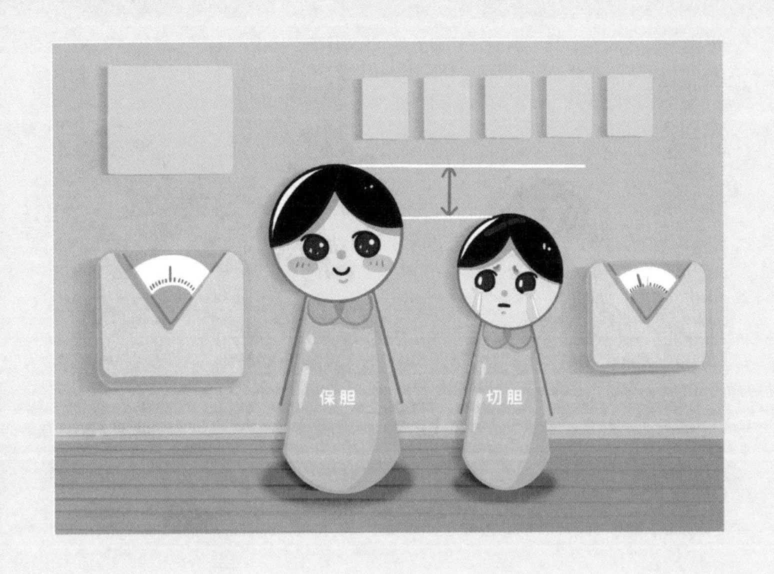

正常学龄期儿童身高136.8~144.7cm，体重29.8~34.1kg。每年身高增加4~6cm，体重增加2.5~3.0kg。胆囊手术后第1年，保胆儿童的身高增长均超过切胆儿童，但差异不明显。从术后第2年开始，差异就变得明显。

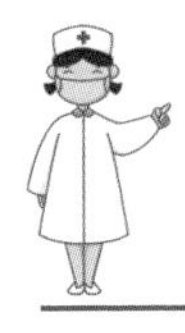

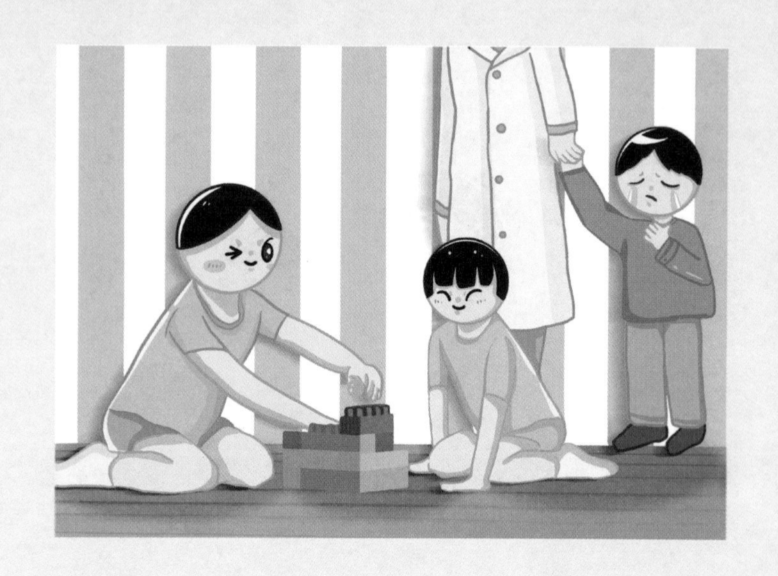

在儿童心理情绪方面，术后 2~3 年内，保胆儿童要好于切胆儿童。术后 3 年，保胆儿童在主观感受、生理功能和社交等方面都优于切胆儿童。

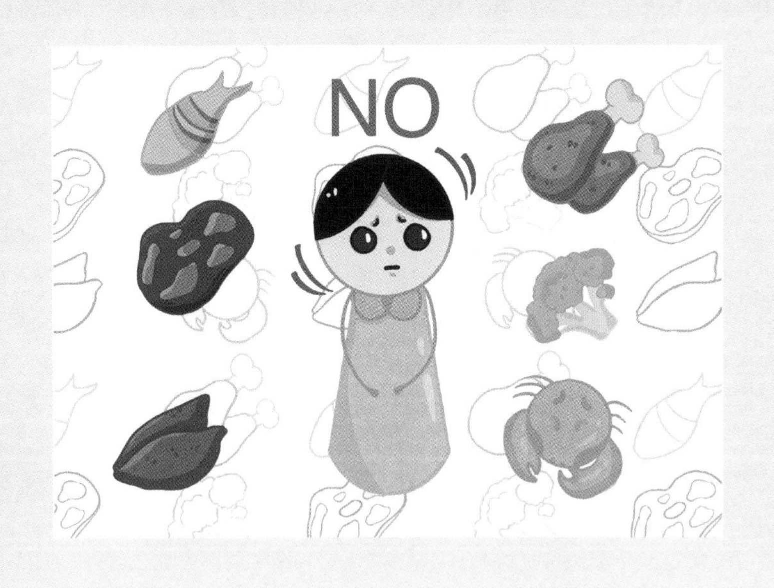

切胆儿童术后的消化不良、胆汁反流和腹泻等症状，较保胆儿童严重，并且持续时间长。这是导致切胆儿童身高和体重增长缓慢的主要原因。

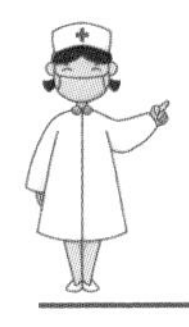

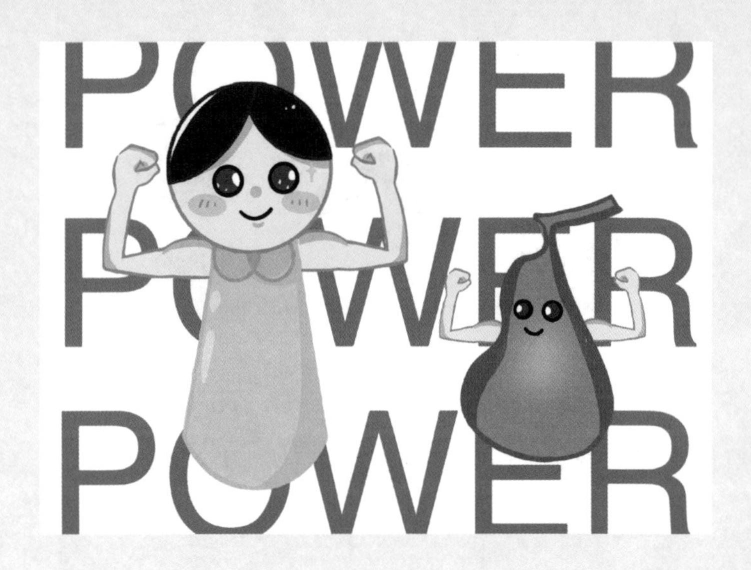

保胆儿童的生长发育及生存质量明显高于切胆儿童，并且随着时间推移，影响逐步加深。

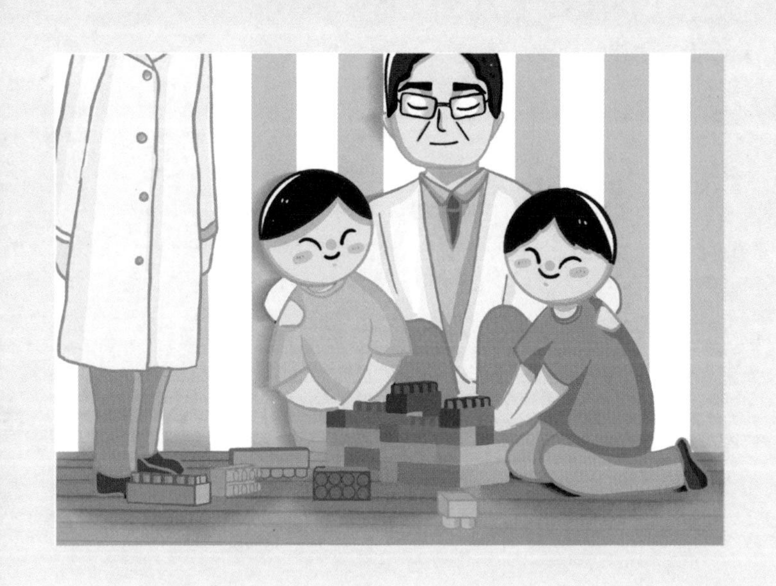

上述两组数据对比说明，儿童若是得了胆囊结石不要恐慌，尽可能采用保胆方式，因为保胆患儿的生长发育及生存质量明显高于切胆患儿。

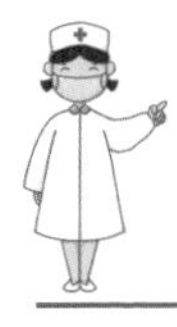

3

胆囊切除对人的影响

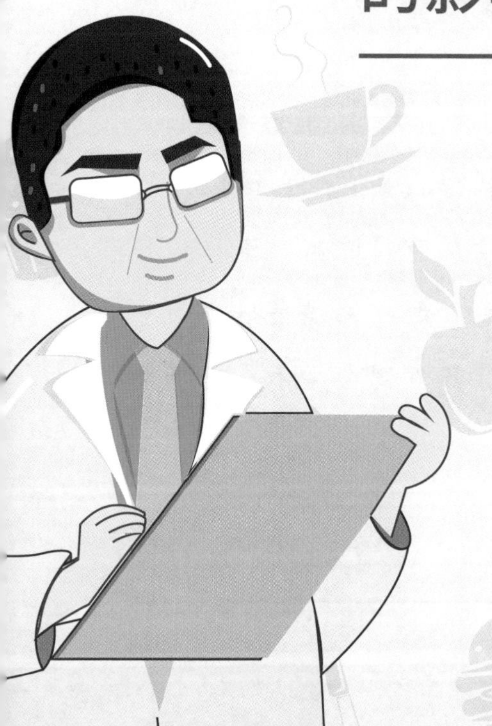

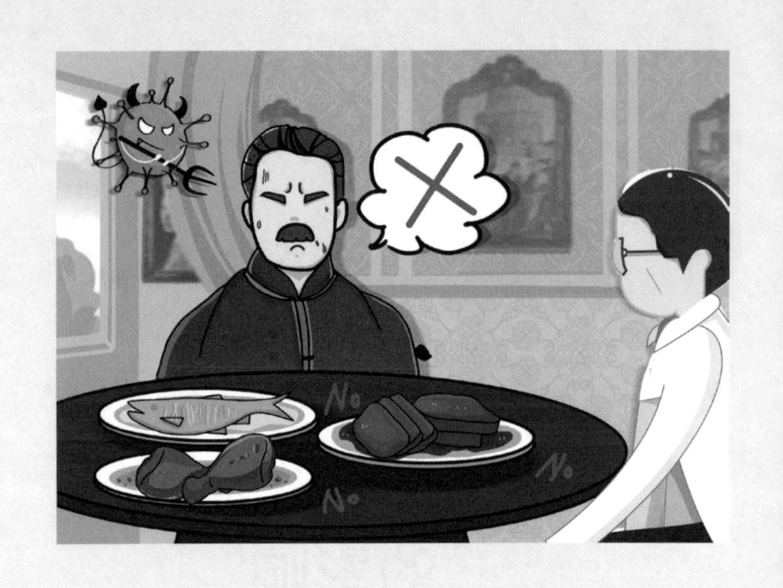

张大爷看着面前的大鱼大肉，迟迟不下筷。他对赵医生说："我得胆囊结石这么多年了，每次吃多了就疼得厉害，原本一直以为是胃痛，但久治不愈，现在知道是这小石头在作怪。赵医生，我不想做手术，吃药能不能根治这病啊？"

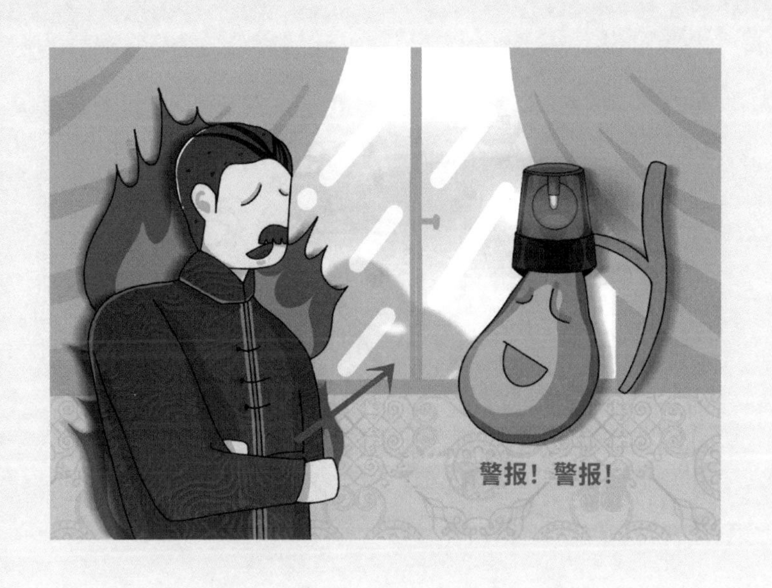

赵医生："吃药无法抑制和消融所有的胆结石，后期如果引起并发症（胆总管结石、胰腺炎等），不但得切除胆囊，还可能有生命危险。"

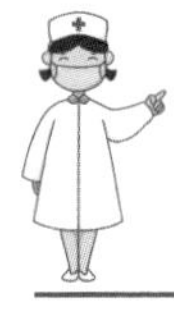

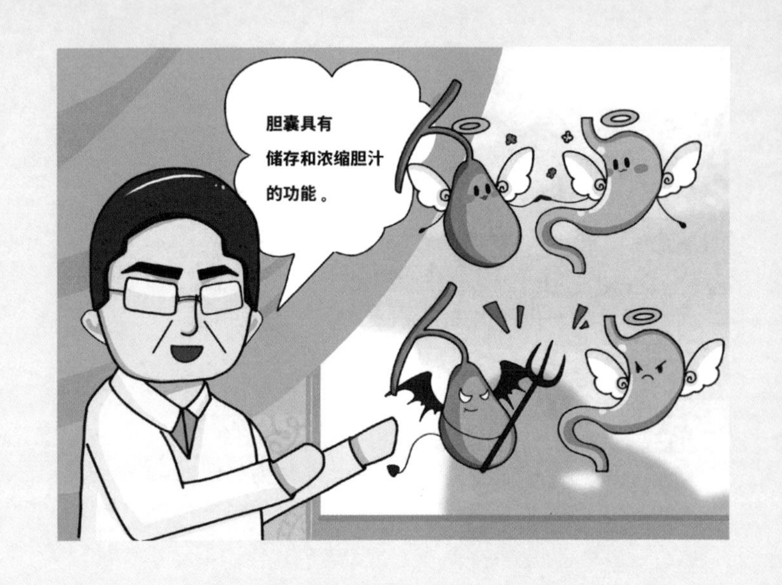

胆汁能够帮助食物消化和吸收。正常人的肝细胞不断分泌胆汁，经胆管储存在胆囊并浓缩至10%，进餐后胆囊收缩，胆汁大量排入肠道，以促进脂肪的消化吸收。切除胆囊后，这种规律性适应消化的功能就丧失了。

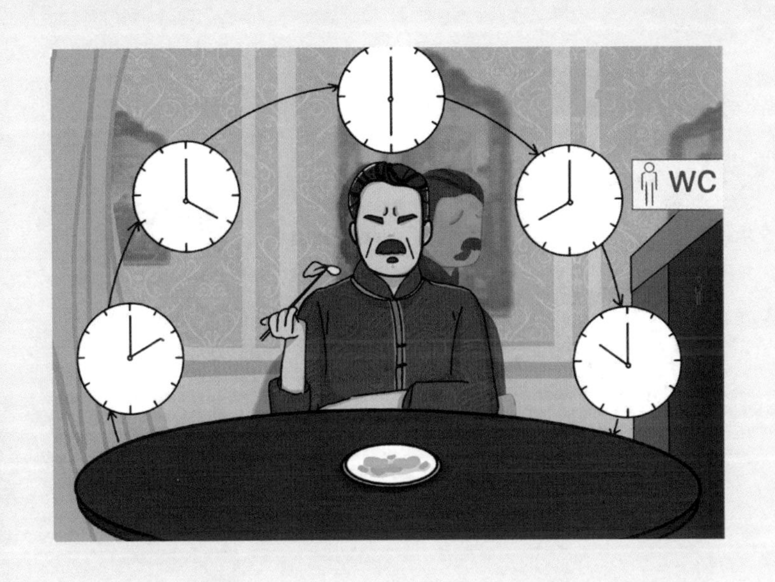

胆囊切除后，胆汁持续不断地流入肠道。进食后，流入消化道的胆汁因为没有浓缩，造成胆汁相对不足，从而导致腹泻和消化不良。而非消化期流入肠道的胆汁过多，引起反流性胃炎、食管炎。

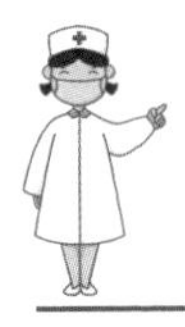

胆囊是一种
弹性囊状器官，
具有调节与维持
胆道压力的功能。

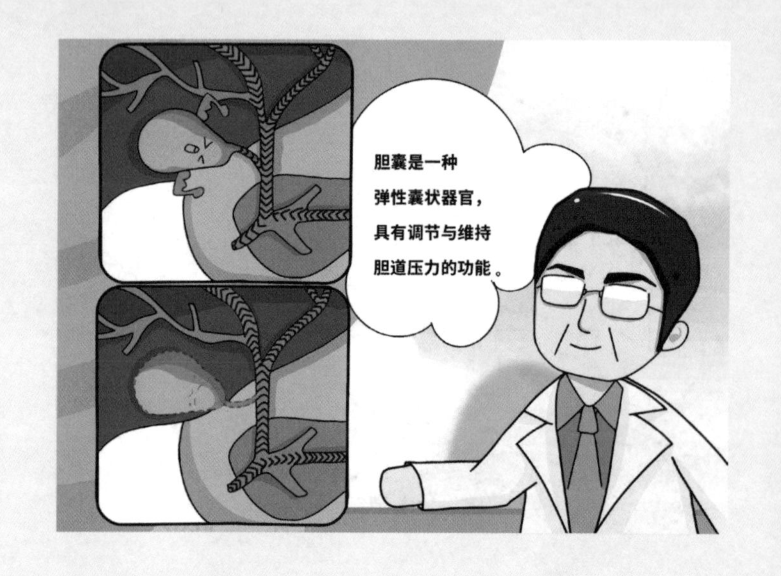

赵医生："吃饭可马虎不得，我再给您说说胆囊的特性吧！胆囊使胆汁单向流动，防止向肝、胰逆流。胆囊切除后，胆道功能紊乱，胆汁向肝逆流，出现血胆红素异常增高；胆汁向胰腺逆流，则产生胆源性胰腺炎。增高的胆管压力使胆总管下端的括约肌长期开放，胆汁持续不断排泄，也将影响食物的消化吸收。"

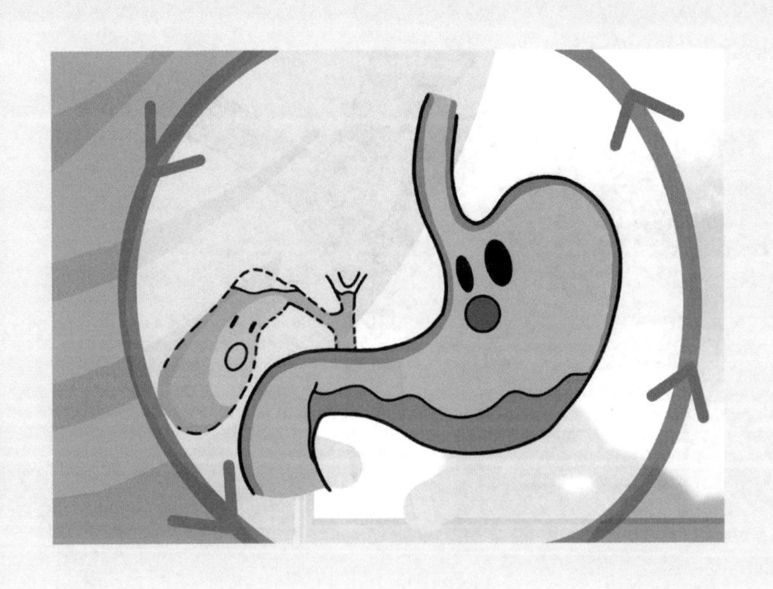

25%~40%的胆囊切除患者会出现胆汁性胃炎。因为胆囊切除后胆汁持续不断进入肠道，空腹时缺乏食物和胃酸的中和，胆汁可在十二指肠淤积并逆流入胃，胆酸可破坏胃黏膜屏障，使胃黏膜充血、水肿并形成溃疡。

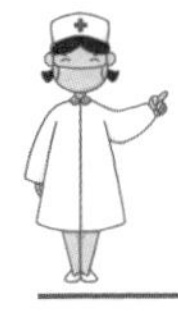

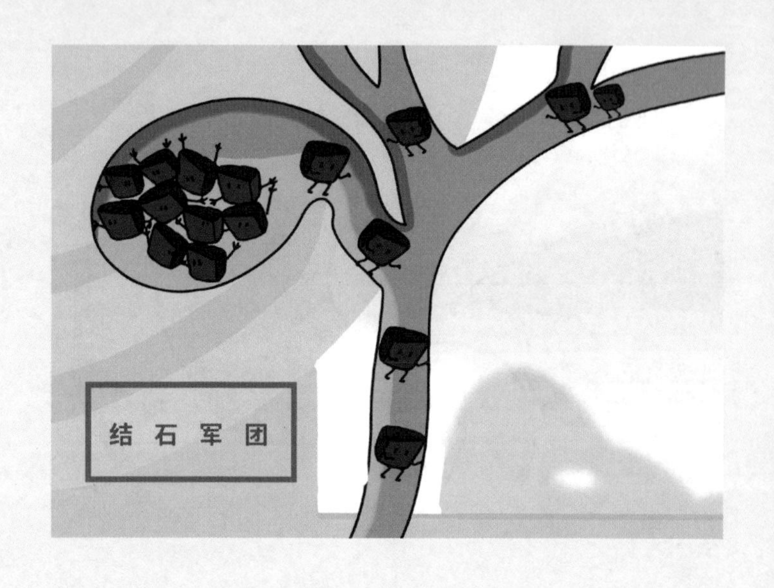

另外，胆汁的成石性也会升高。有人指出，浓缩的胆汁对胆固醇的溶解度高，胆固醇不易形成结石。胆囊切除后，胆盐池明显减小，胆汁的浓缩失去了场所，肝胆管的胆汁酸浓度降低，导致对胆固醇的溶解能力降低，更易形成结石。

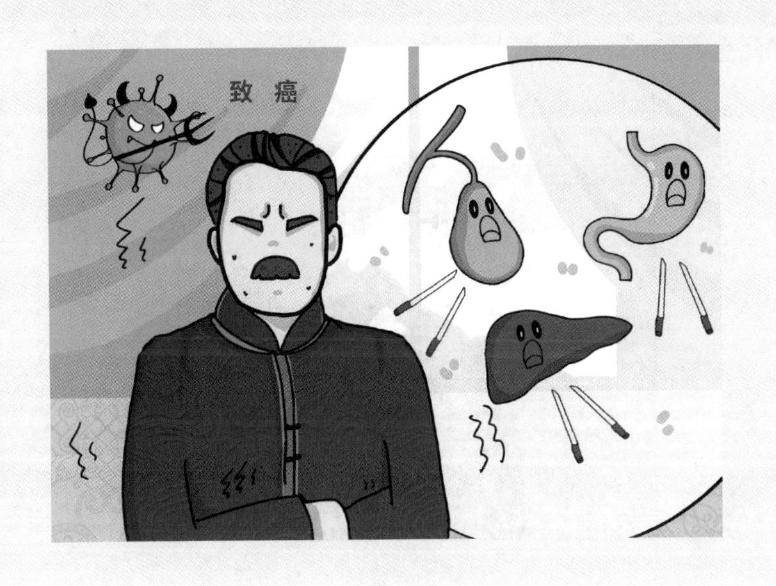

胆囊切除后，肝脏排泄胆汁酸加快。在肠道细菌作用下，肠内脱氧胆酸可增加至正常的2倍，这种物质对肝细胞有一定的损害，且这些胆汁酸的代谢物质（甲基胆蒽）有致癌的风险。

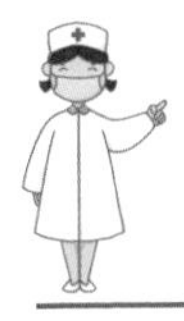

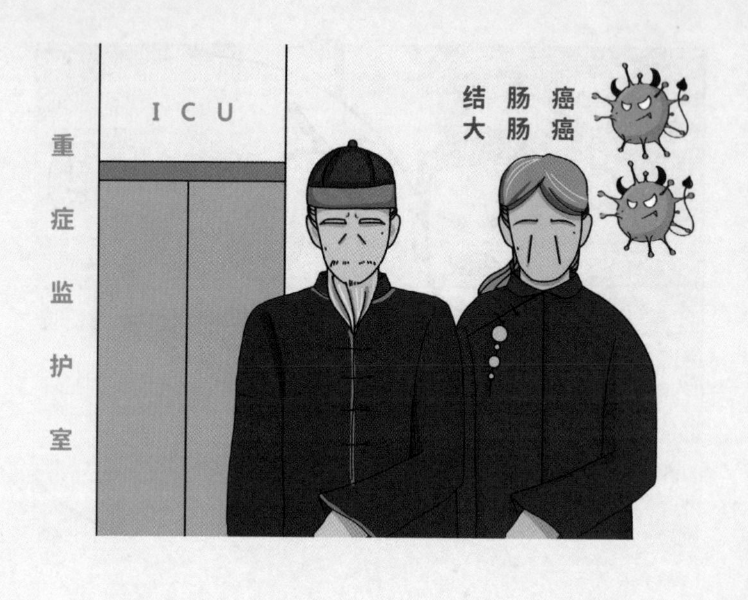

有学者认为，胆囊切除后患结肠癌的概率比正常人高出数倍。研究表明，胆囊切除10年以上，60岁以上高龄患者比未切除胆囊患者罹患大肠癌的比例明显增加；女性结肠癌的发病率比未切除胆囊的女性亦高出3倍。

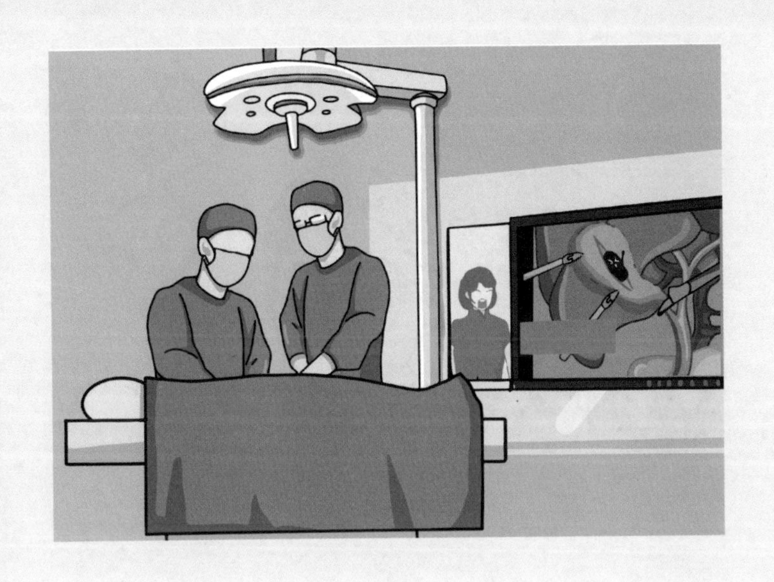

但概率提升不代表一定会得癌，胆囊切除后疗效满意者占60%~75%。不过也有20%~30%患者对疗效不满意，术后症状复现。这些术后症状过去常称为“胆囊术后综合征”。它不是一种独立疾病，而是胆囊以外存在其他病变，包括胆道残石、胆囊管过长、胰头包块、十二指肠乳头狭窄、胆总管囊肿及神经纤维瘤等，需要再次手术才可缓解症状。

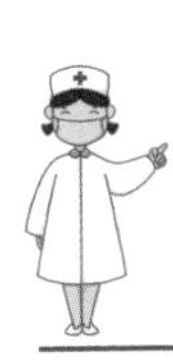

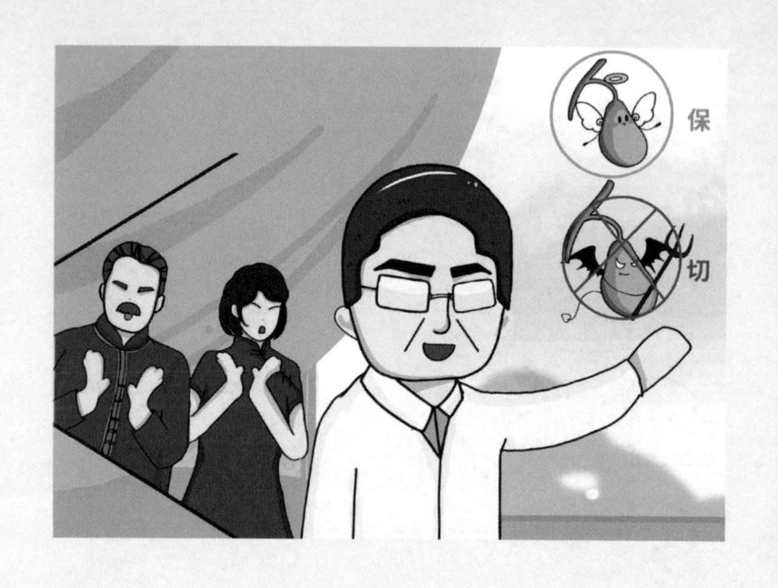

胆囊切除术应用至今，是一种有效的治疗手段。但胆囊是一个功能器官，切除后会导致一些不良后果。因此，必须慎重考虑胆囊切除的必要性和适应证。无功能的胆囊必须切除；如胆囊功能正常，成石可能性低，应除去结石和炎症，保留胆囊。

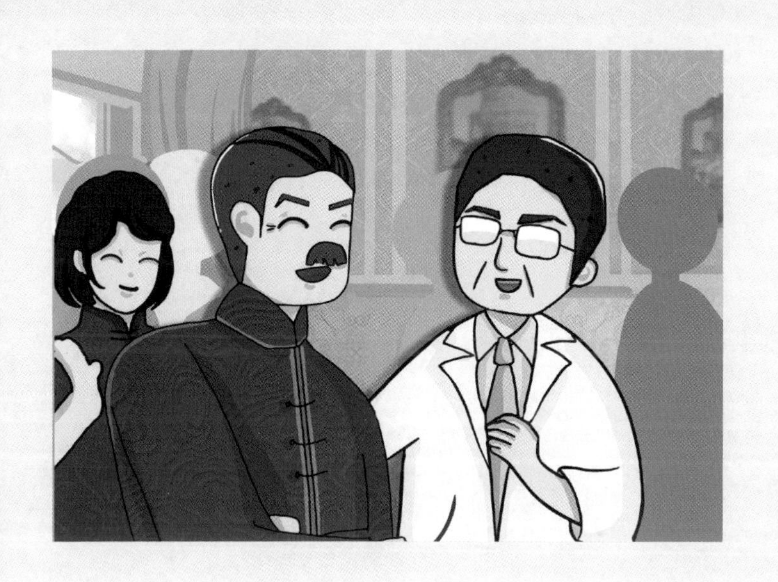

“所以，发现胆囊疾病一定要尽早就医治疗。”张大爷感激地说：“谢谢赵医生！您这么一说，我明白多了。”

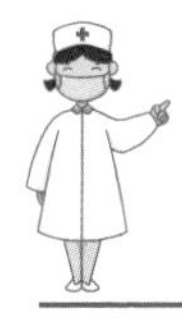

4

胆病和心病

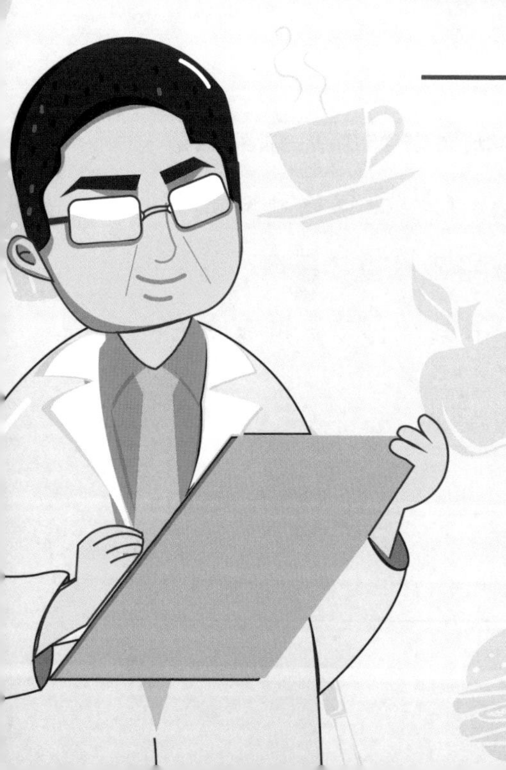

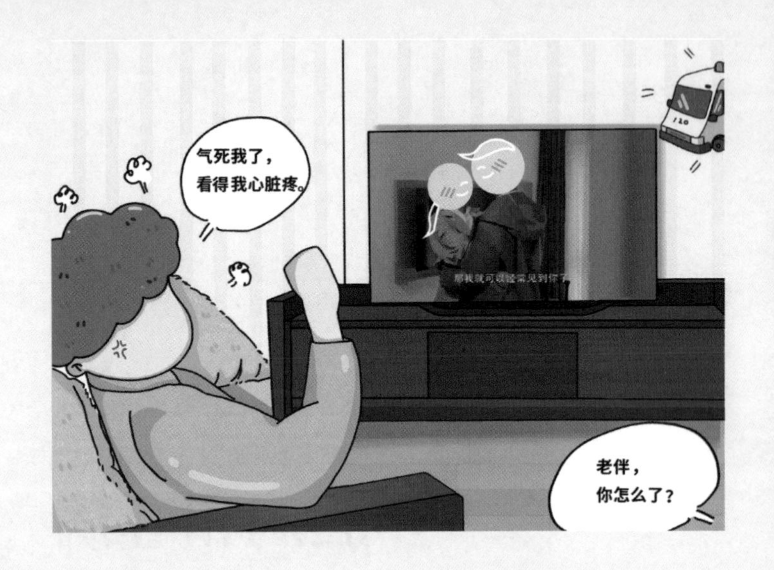

晚饭后，李阿姨在看近期的热播剧，看到激动处，突发一阵剧烈的胃痛和心绞痛，老伴赶紧拨打120将她送进了医院。心电图提示：正常。CT、B超均显示有胆囊结石。

哎，我也是，
饭后散步心口疼，
被人送来了医院。
看电视看得心脏疼，
幸好我老伴反应快，
叫了救护车。

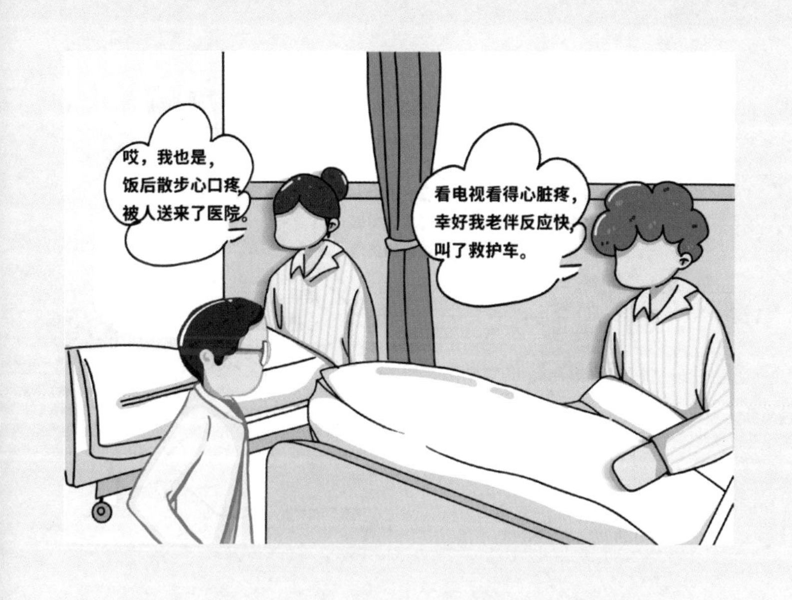

同病房的张阿姨散步时突发心绞痛，急诊入院，诊断为：冠状动脉粥样硬化性心脏病、不稳定型心绞痛。B超显示有胆囊结石，她在心内科诊疗后转入胆石科。

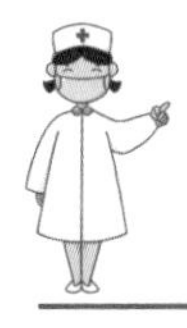

赵医生，我这
究竟是心脏病
还是胆囊疾病啊？
胆囊发病时
部分也有类似
心绞痛的表现。
是啊，
心痛和胆结石
有什么关系啊？
术前宣讲课上
我会给大家分析。

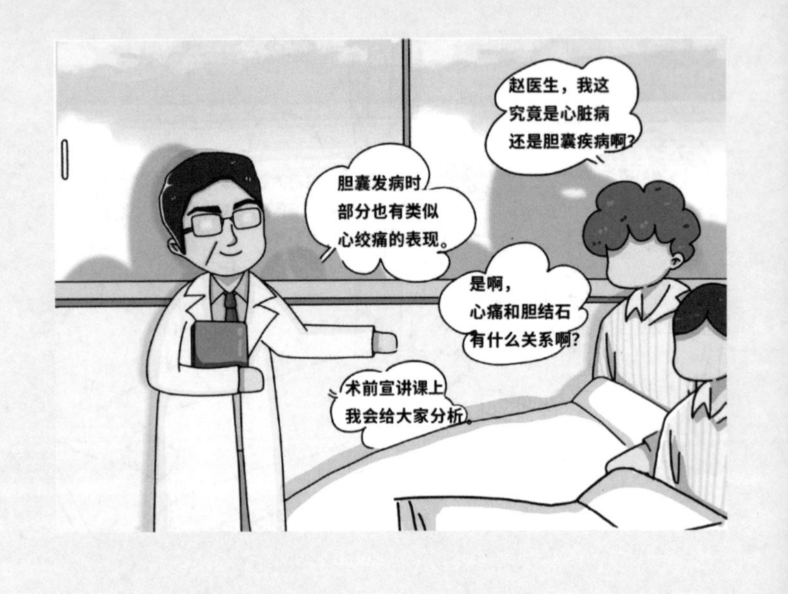

胆囊炎、胆囊结石患者大多数为右上腹痛，有些患者对疼痛不敏感，表现为胃区不适、恶心、下胸部不适、后背部不适、胸闷、心悸等症状，临床上某些心绞痛的主要症状表现为胸闷、胃区不适，后背部、肩部、臂部放射痛，与胆道疾病症状无明显差别。

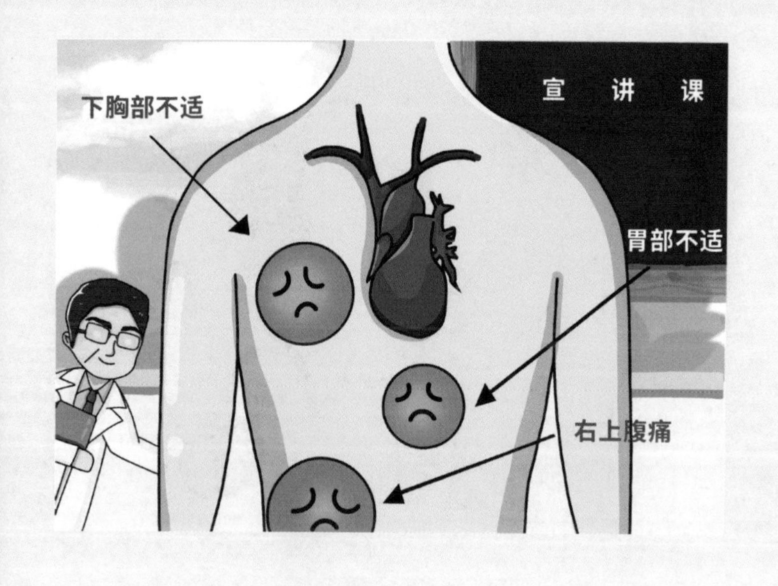

胆道疾病误诊为心绞痛的原因主要为：心脏受胸2~胸8自主神经支配，胆道系统受胸4~胸9自主神经支配，心脏与胆道系统某些部位神经支配重叠，使胆道疾病与心脑疾病同时出现后背部、肩部、臂部、胃区、下胸部等部位的放射痛，相互干扰性大，发作时各自的症状不易鉴别。

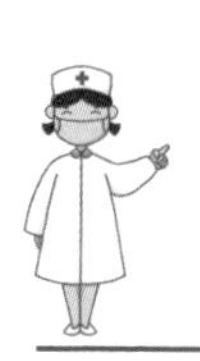

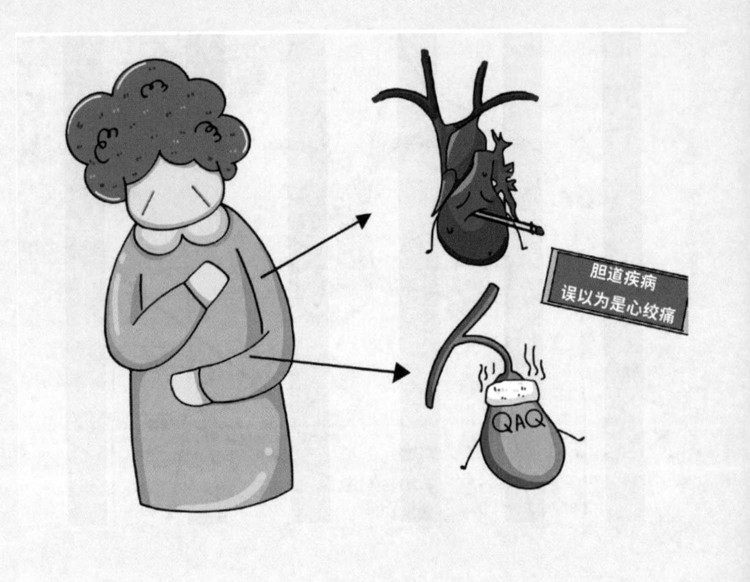

有些老年人胆道疾病和心绞痛同时存在，患者本身存在冠状动脉狭窄但未达到心绞痛发作程度，当胆道疾病急性发作时，使本来就狭窄的冠状动脉痉挛，发生心肌缺血而出现胸痛发作。

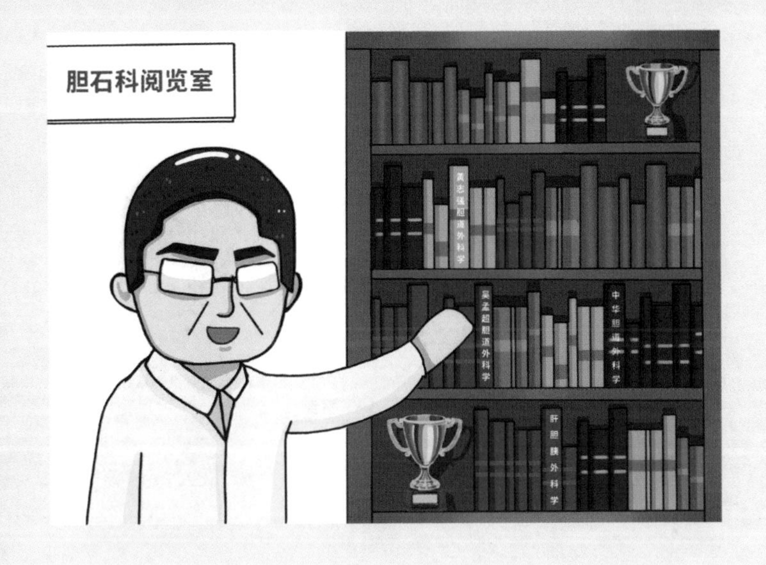

还有些人为原因，如对心绞痛的典型症状认识不到位，对胆道系统疾病的主要特点理解不足，特别是现在医学专科化较细，甚至同一系统疾病也分为数科，许多医生只对自己科内疾病了解更细致，给胆道疾病和心绞痛的鉴别进一步增加了难度。

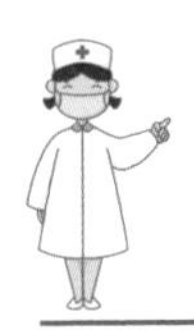

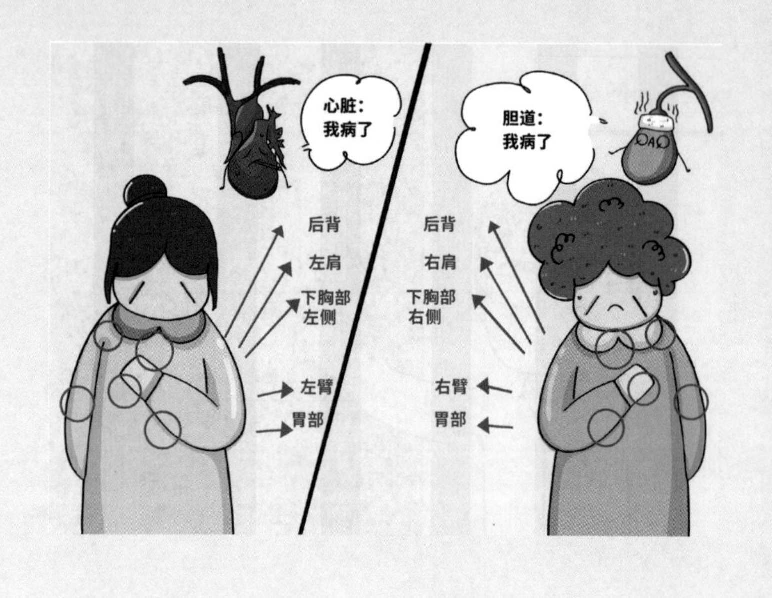

胆道疾病与心绞痛的鉴别：

一、胆道疾病大多为右侧下胸部、后背部、右肩、右臂、胃区不适；心脏疾病多为左侧下胸部、后背部、左肩、左臂、胃区不适；胆道疾病大多疼痛持续时间较长，多为数小时至数天不等，心绞痛多为数分钟，最多不超过30分钟。

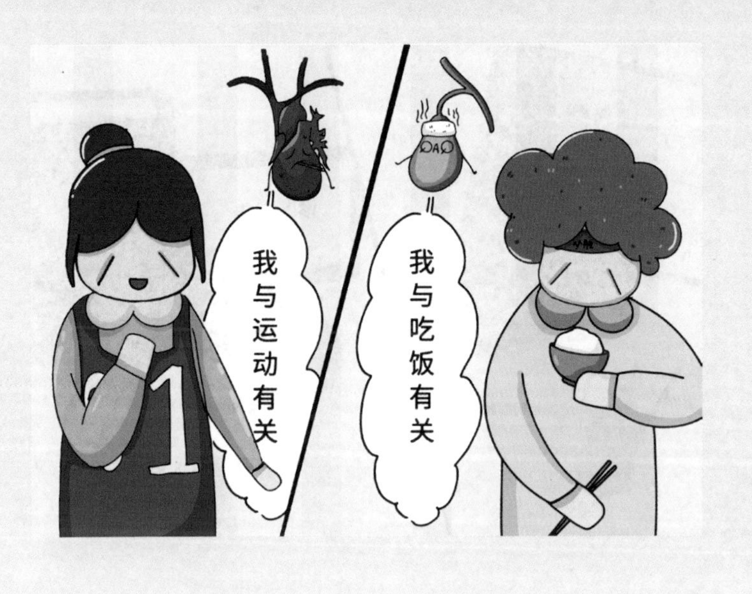

二、胆道疾病大多与进食有关，心绞痛大多与运动有关。胆道疾病发作含服硝酸甘油或消心痛无效或数十分钟后才有效，心绞痛发作含服硝酸甘油或消心痛几十秒即有效。

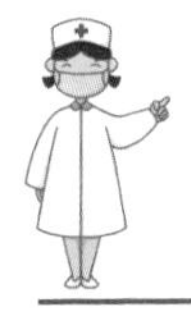

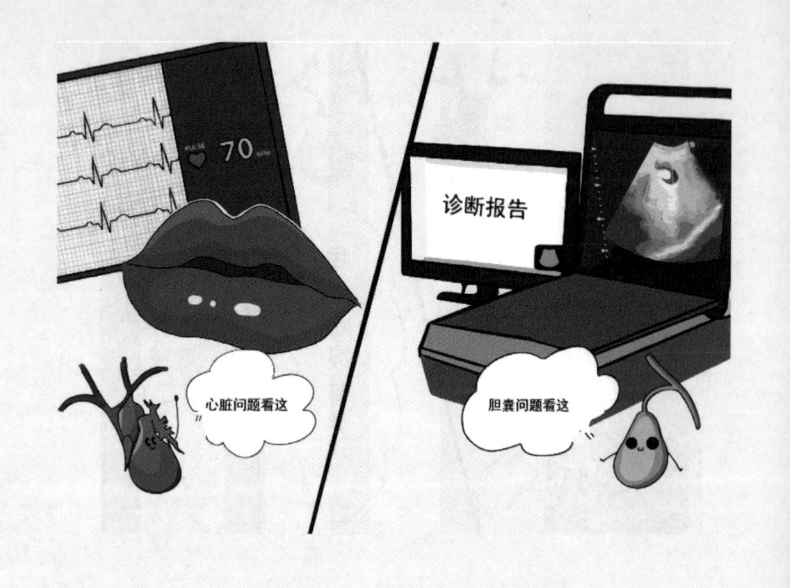

三、胆道疾病大多数有胆囊区压痛，而心绞痛发作时，有时可闻及心脏杂音、心律失常，甚至较重心绞痛会发生口唇发绀；胆道疾病的彩超检查结果大多数都有改变，心绞痛大多数都有心电图动态改变，多为ST-T改变，发作时可见ST段压低。

冠状动脉CT
或
冠状动脉造影
重中之重
明白了。
好的好的。

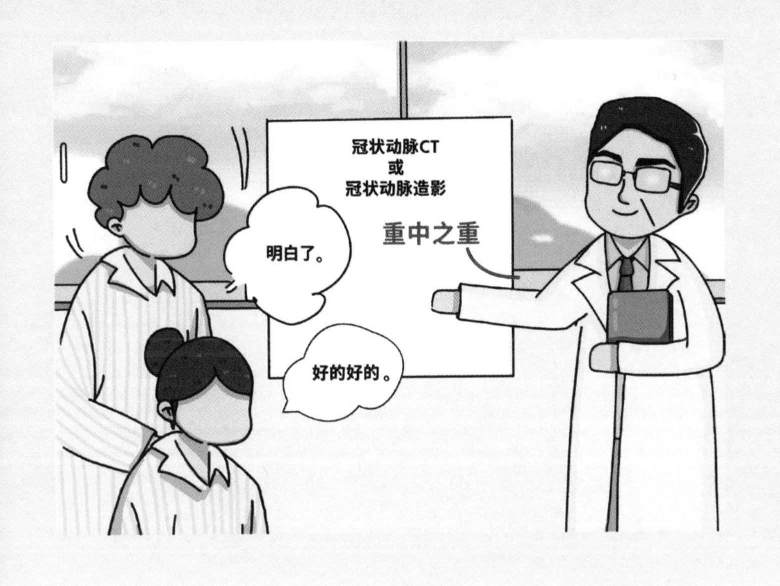

老年人也应重视冠心病的危险，对于不能鉴别的胸部不适、后背部不适等症状，应紧急按心绞痛处理，进行必要的对症治疗。不能鉴别的，可行冠状动脉 CT 或冠状动脉造影检查，基本能明确心绞痛诊断。

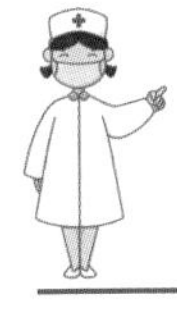

5

咖啡与胆囊结石

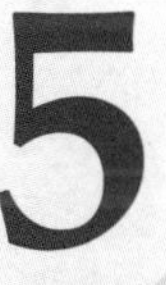

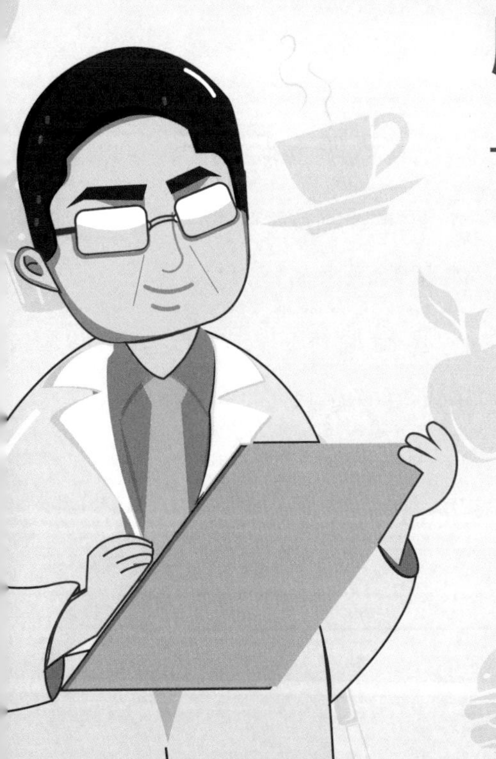

不可控影响因素：
性别、年龄、种族、
遗传；
可控影响因素：
体育锻炼、饮食习惯。
父母都有胆囊疾病，
我是否也存在高风险？
你今天就带了
预防胆囊结石
的法宝。

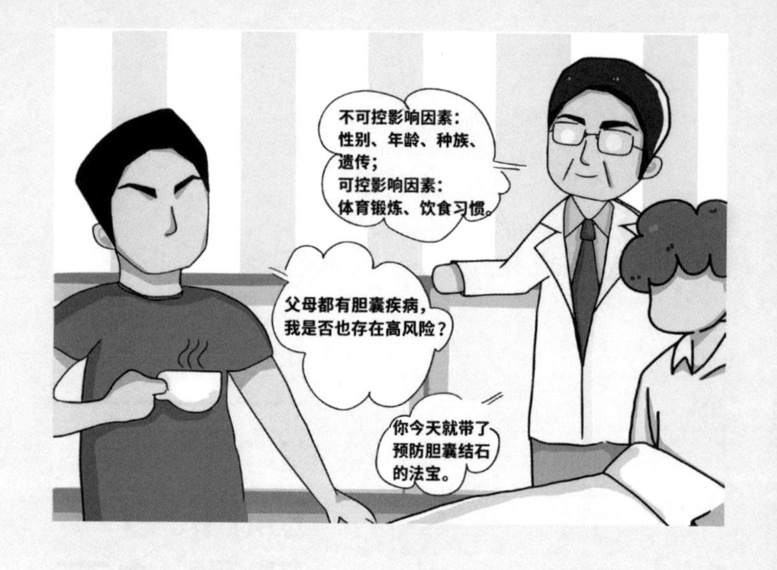

赵医生在对患者的科普宣讲课上提到：常见胆囊结石的影响因素包括年龄、性别、种族、生育史、遗传、体育锻炼及饮食习惯等。李阿姨的儿子听后一直惴惴不安，担心自己是否也会遗传父母的胆囊疾病。

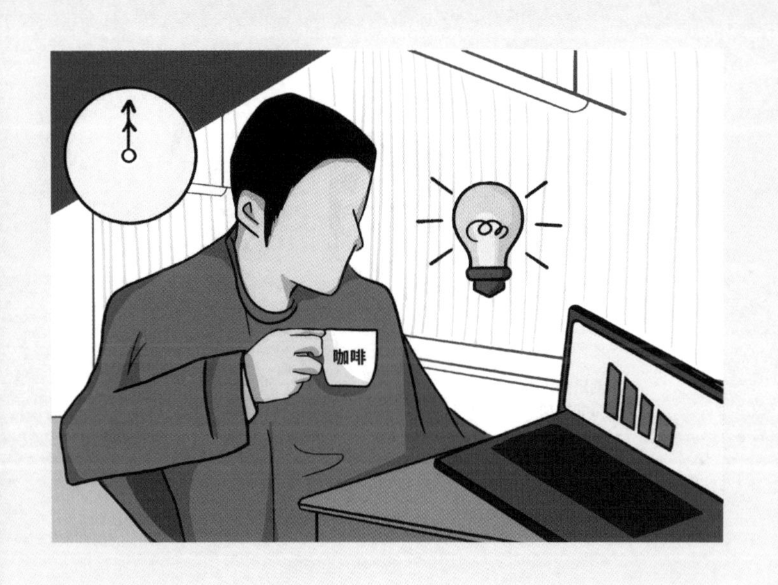

咖啡是全球饮用最普遍的一种饮料，人们饮用咖啡或出于单纯喜好，或便于社交活动，或为了调整精神状态，提高工作效率。

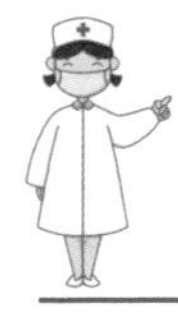

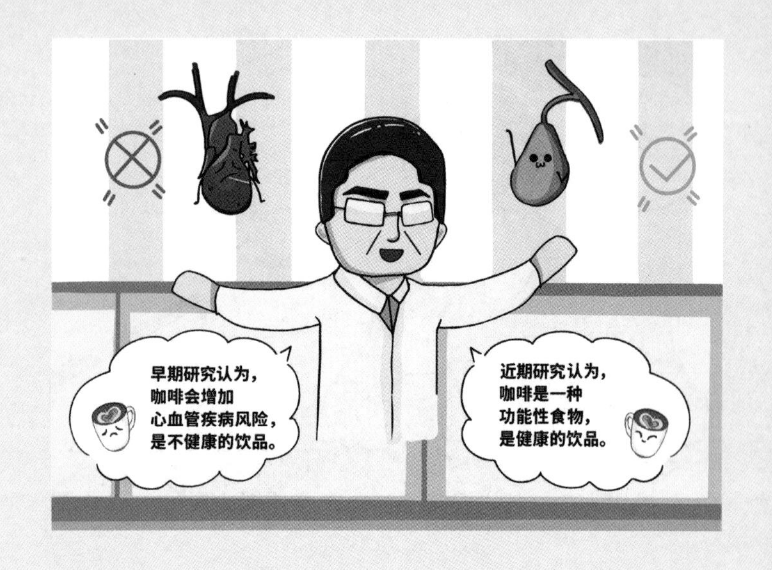

早期研究认为，饮用咖啡会增加焦虑紧张情绪，引起失眠，还有可能引起心率失常，增加心血管疾病风险等，是不健康的饮品。近期研究认为，咖啡是一种功能性食物，具有抗氧化、抗菌、增强能量代谢、降低肝酶等作用。多喝咖啡对胆囊有保护作用，能够减少结石的形成，是健康的饮品。

运 动
促进胆囊
收缩素的
释放，增强
胆囊运动
什么？
咖啡还能
预防胆囊结石？
不可思议！

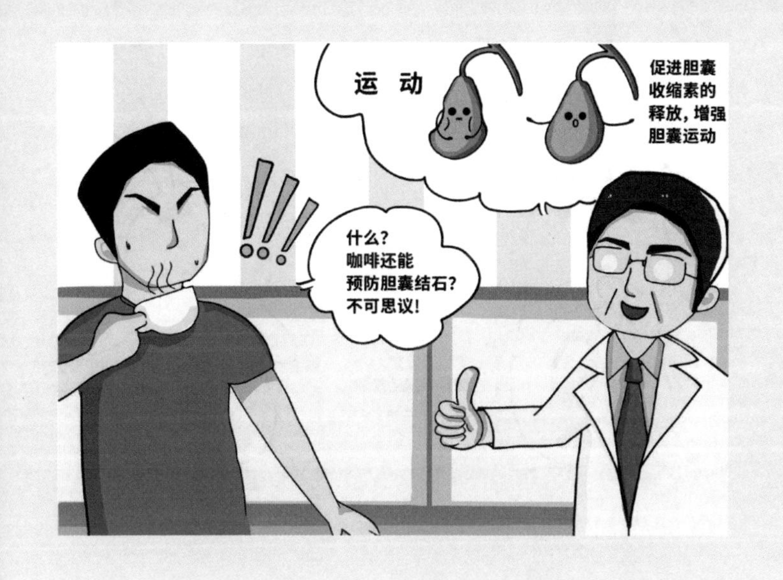

一、咖啡能促进胆囊收缩素的释放，增强胆囊运动功能。胆囊收缩素具有刺激胰腺分泌和收缩胆囊的作用，而胆囊收缩素释放减少是胆囊结石形成的机制之一。

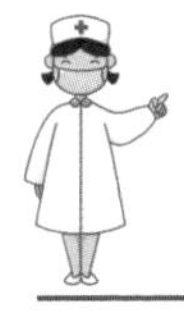

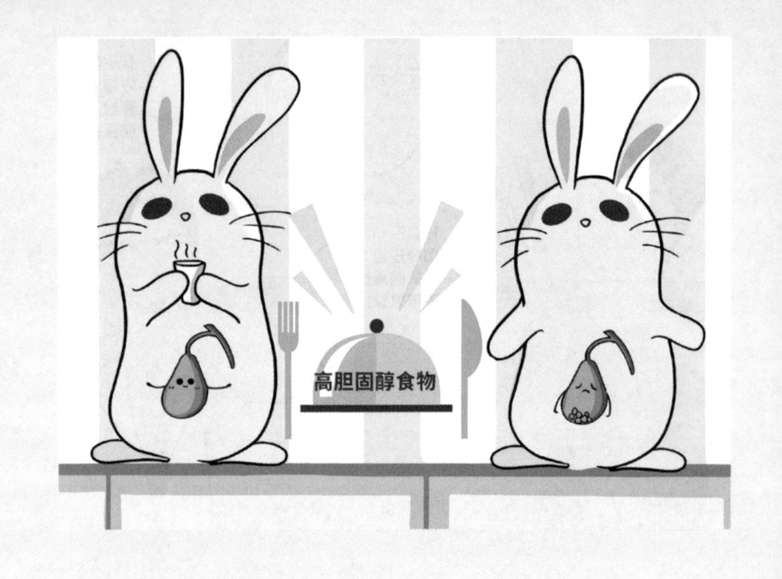

二、咖啡能够抑制胆囊吸收水分、增加胆汁流量，降低胆汁的胆固醇饱和指数。国外的动物实验研究显示，同时吃高胆固醇食物的动物，加咖啡因的未发生胆囊结石，而不加咖啡因的发生胆囊结石。正常饮食的动物，加咖啡因可明显增加胆汁流量，降低胆囊吸收水分功能。

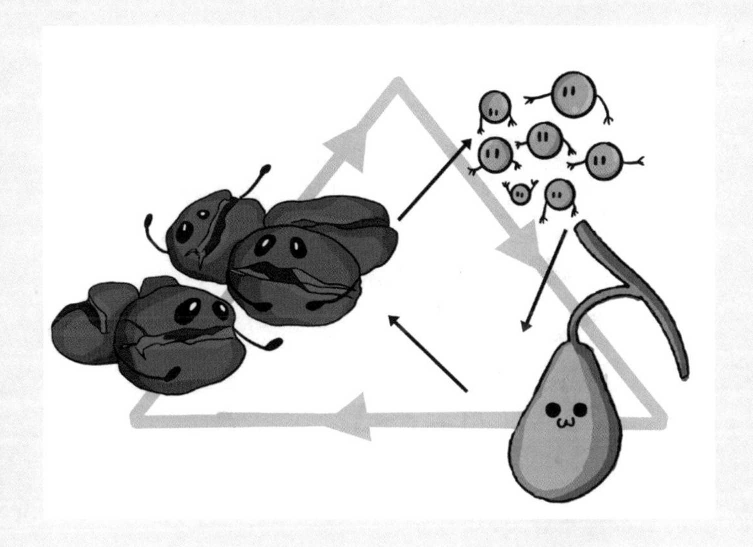

三、咖啡能够调节肝胆固醇代谢。咖啡中的咖啡脂质（咖啡醇和咖啡豆醇）可以通过调节胆固醇还原酶活性，减少胆固醇的合成，对降低胆固醇胆囊结石的形成有很大的意义。

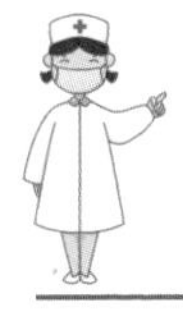

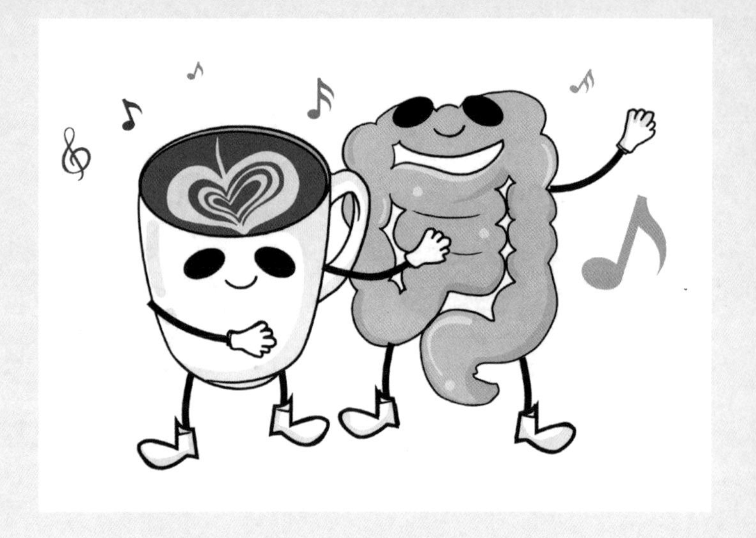

四、咖啡能刺激肠道，增加肠道活动性、增强肠道运动功能。如果肠道运动功能减弱，会引起次级胆汁酸含量增加，这也是胆囊结石发生的原因之一。

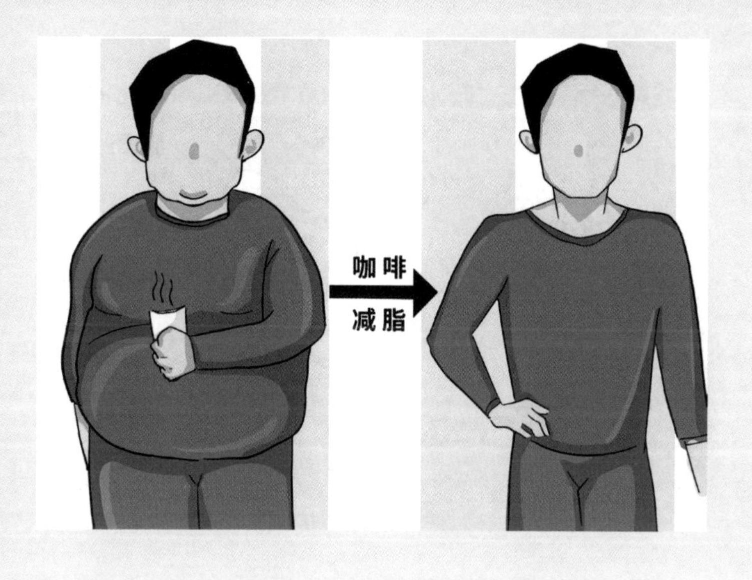

五、咖啡能增加能量消耗，减少脂质储存。肥胖和体内脂肪的异常分布是胆囊结石的一个重要危险因素，减少脂肪储存、减轻体重对预防胆囊结石有重要意义。

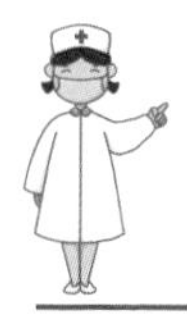

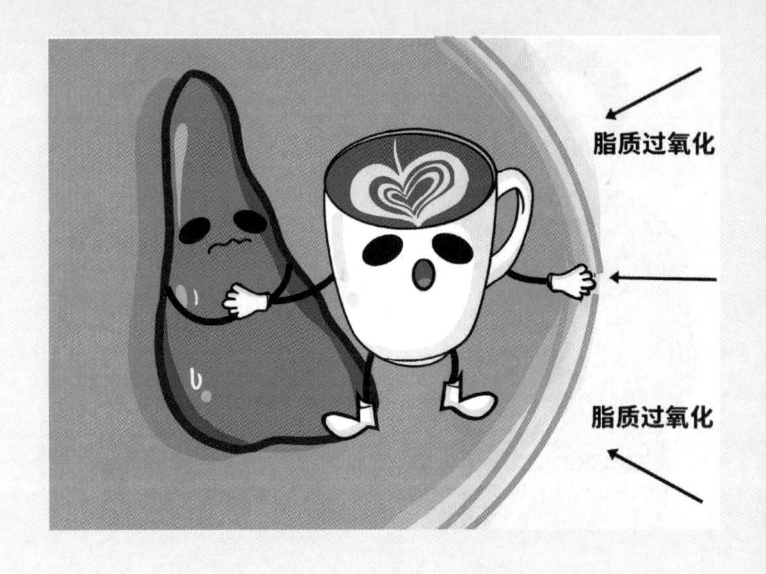

六、咖啡有抗氧化作用，可以抑制脂质过氧化，防止氧化反应对肝脏的损害。活性氧反应中脂质过氧化可增强胆固醇结晶形成，抑制脂质过氧化对降低胆固醇结晶有帮助。

适量饮用咖啡对身体是有益的。
咖啡原来
有这么多的功效，
那我得每天喝两杯。

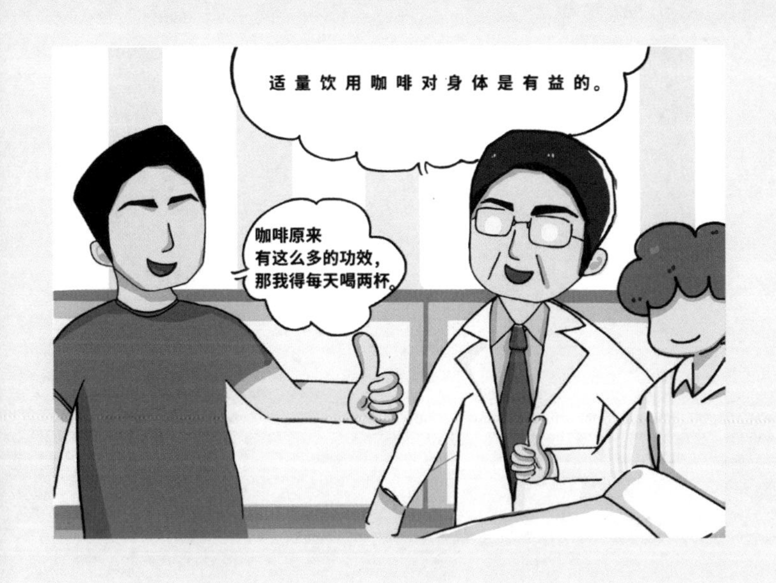

每天饮用至少2杯约360mL含有咖啡因的咖啡，具有预防胆囊结石的作用，而饮用去咖啡因咖啡或饮用杯数小于2杯，则不具有这种作用。另外，咖啡对预防“症状性”的胆囊结石及女性胆囊结石的作用更加明显。

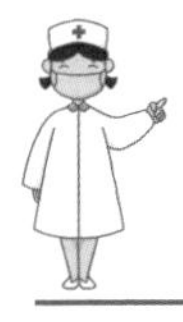

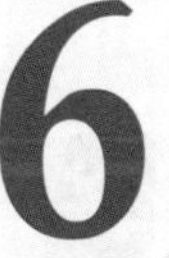

6

胆囊疾病超声体检漏诊误诊原因

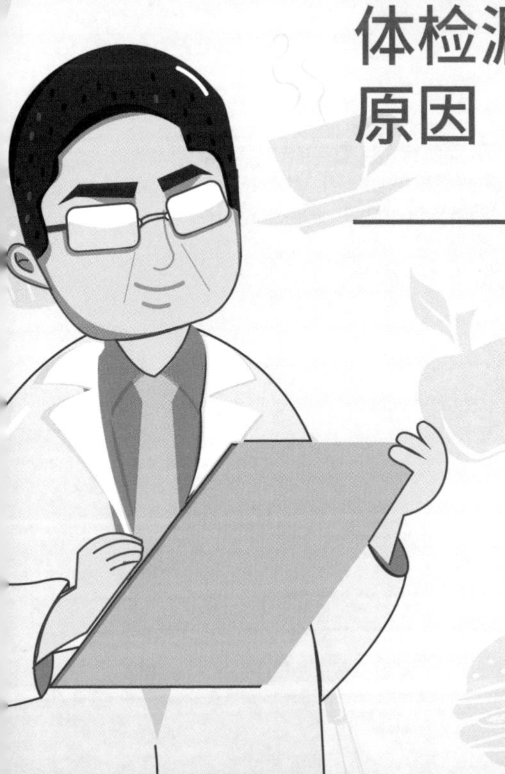

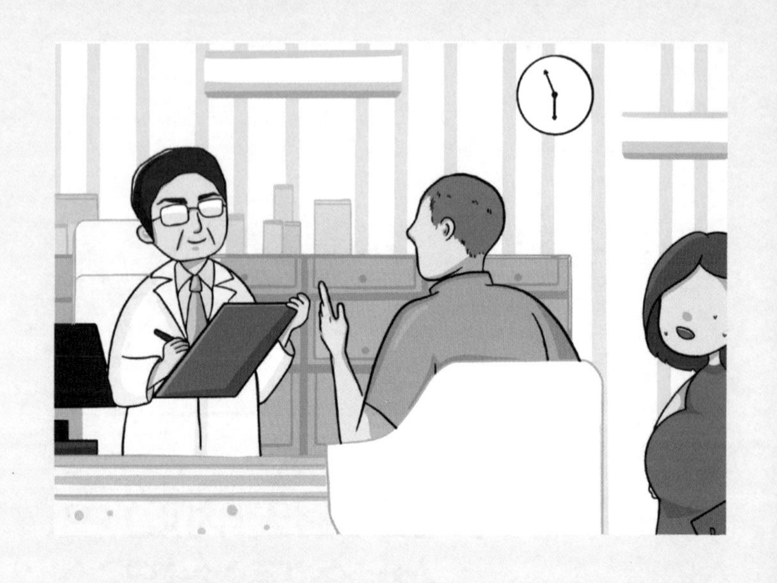

临近中午，有名女患者拿着B超报告急匆匆地赶来，原来她在体检中查出了胆囊息肉，正在孕期的她十分着急。

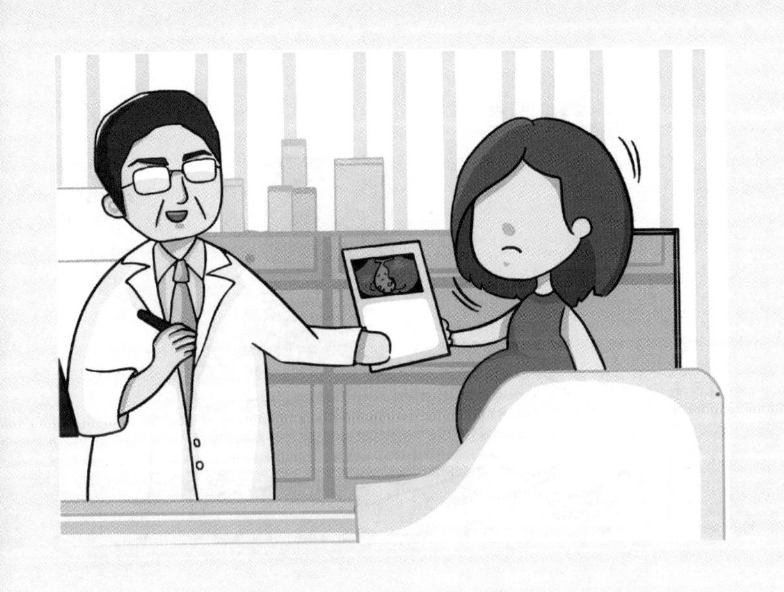

赵医生给她再做了一次B超。超声直观、无创无痛、操作简单，适用于多种疾病诊治如胆囊结石、胆囊息肉、胆囊腺肌症、肝内外胆管结石等。经检查后发现胆囊正常，没有息肉，患者总算松了一口气。那么，两次超声结果怎么会截然不同呢？

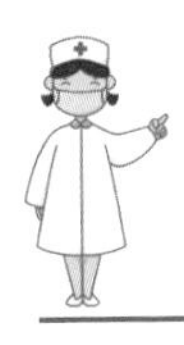

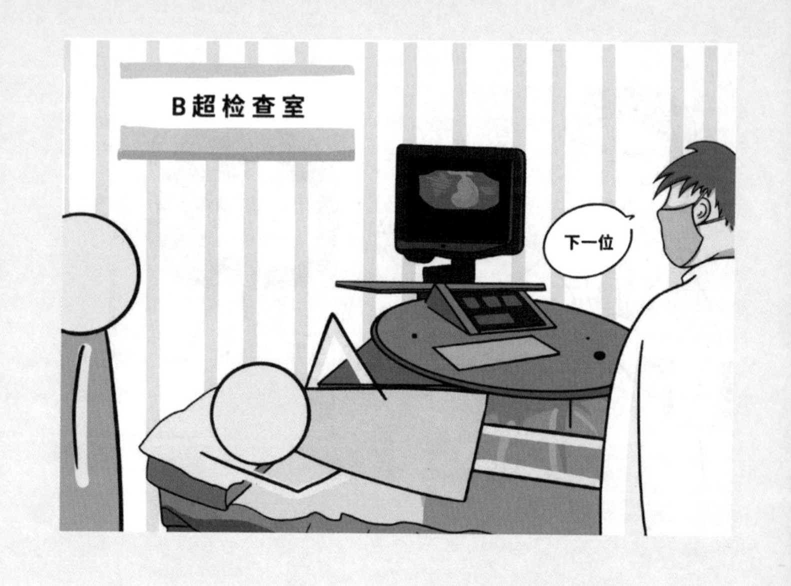

原来，超声体检中，胆囊疾病漏诊、误诊现象并不少见。究其原因，主要有：胆囊检查不仔细、不全面；体检时B超检查是循环流水操作，而且绝大多数是正常结果，超声医生容易倦怠，出现惯性思维，检查时未能全面观察胆囊病变。

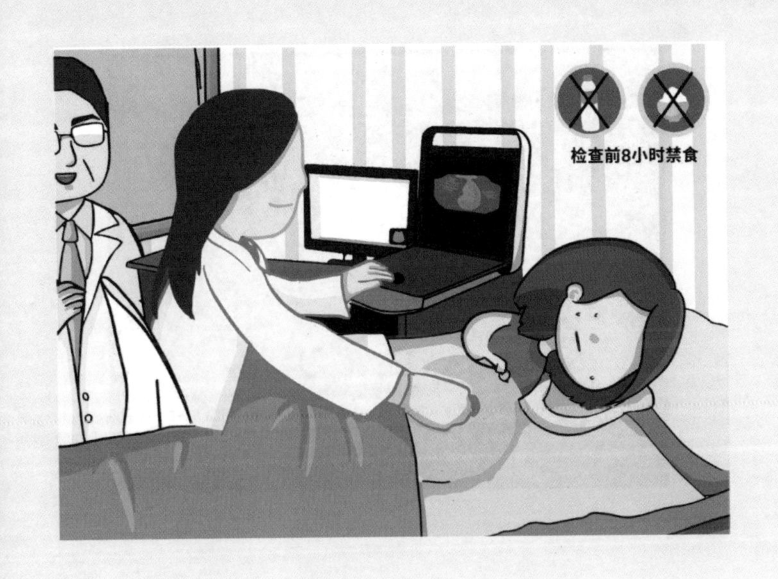

为避免漏诊、误诊，体检人应在行超声检查时告知B超医生平时的病史和症状，如右上腹隐痛不适、右侧肩胛骨下方疼痛等。超声医生根据患者的实际情况调整体位，指导患者正确呼气与吸气，便于准确诊断。检查时取仰卧位，或者半卧位侧卧位，着眼于胆囊的纵切面、横切面等多个角度，对胆囊的大小及形态进行观察，并准确测量囊壁厚度，检查腔内是否存在异常回声。

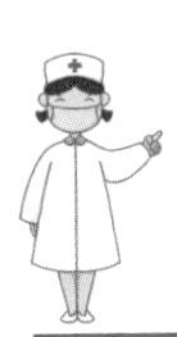

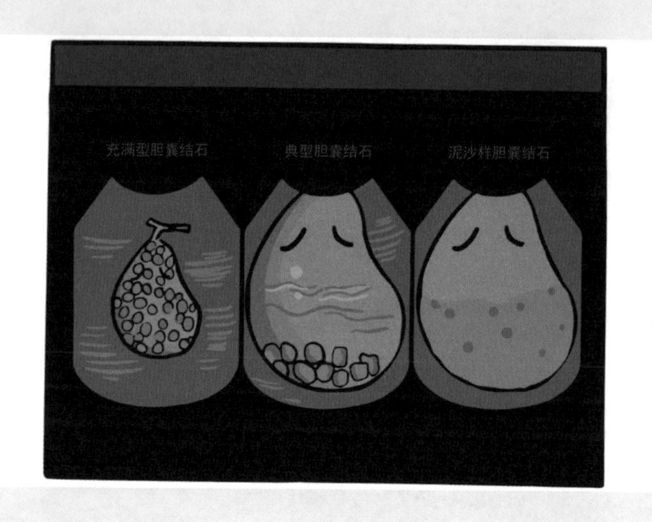

[例 1]

典型胆囊结石，即胆囊内可见强回声团，强回声团后方伴清晰的声影，随体位移动；充满型胆囊结石，胆囊内充满结石，胆囊腔的胆汁透声区消失，胆囊轮廓的前壁呈弧形或半圆形强回声带，其后方有较宽的声影；泥沙样胆囊结石，可见完整的胆囊形态，胆囊结石颗粒细小，声影不明显。

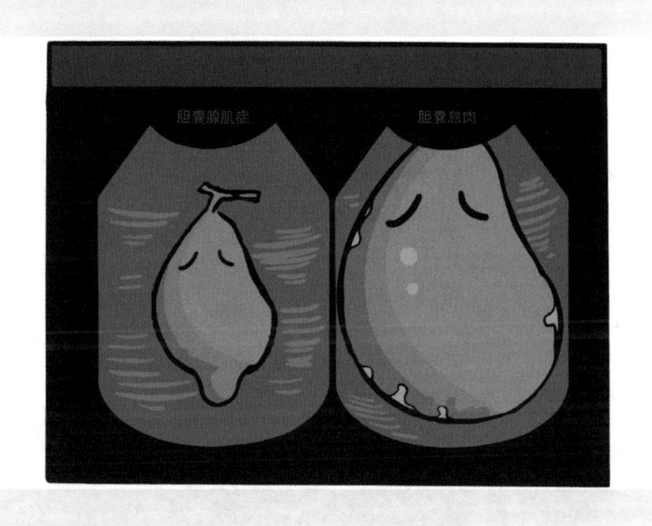

[例 2]

胆囊息肉B超的典型表现为胆囊壁有点状、小块状、片状的强或稍强回声光团，其后多无声影，可见到球状、桑葚状、乳头状及结节状突出，高清晰B超可显示出息肉的蒂；而多发高强回声，位于胆囊底部的小隆起，病变中有小圆形囊泡影和散在回声光点，一般是胆囊腺肌症的表现。

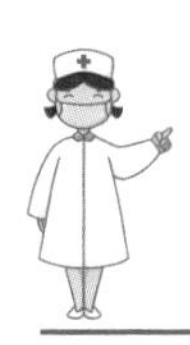

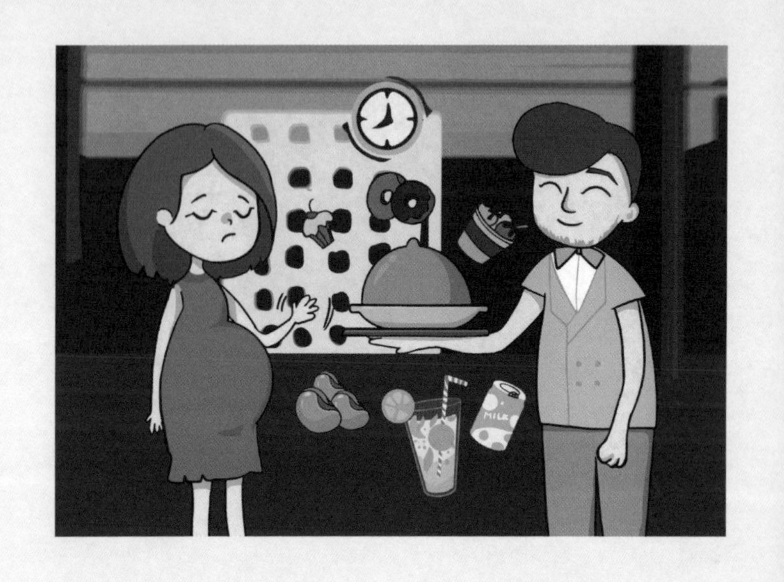

胆囊底部的结石与胆囊息肉样病变容易漏诊，由于B超检查胆囊底部会有明显的伪像，对胆囊底部病变显示情况造成影响。所以体检人除了早晨空腹以外，检查前一天晚上8点以后不要吃东西，晚餐不要吃一些容易产气的食物（如甜品、果汁、豆类、牛奶等），这样可减少胃肠气体的干扰作用，便于清晰显示出胆囊的具体结构与细微变化。

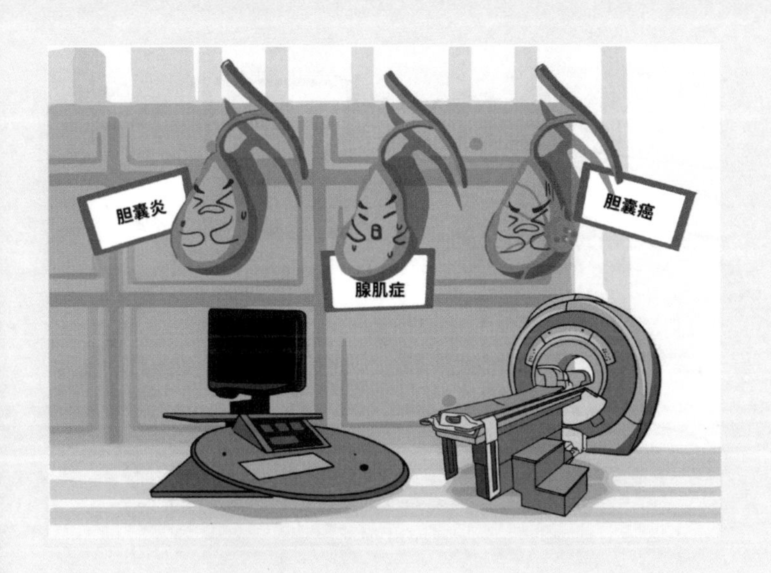

部分胆囊疾病的声像图类似，很容易误诊、漏诊，如将慢性胆囊炎误诊为胆囊癌，胆囊腺肌症误诊为慢性胆囊炎。仅仅根据声像图，很难鉴别诊断胆囊腺肌症与增厚型慢性胆囊炎，可以通过增加超声造影或者磁共振成像来明确诊断。

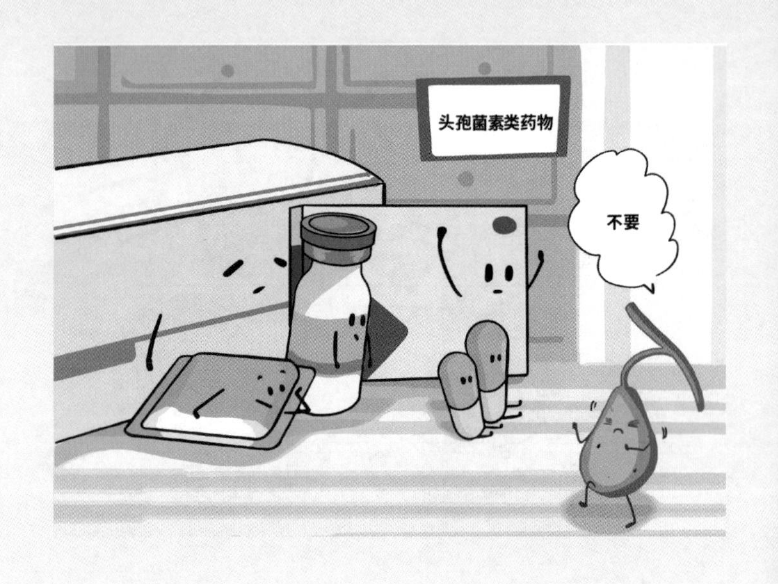

检查前期服用的药物也可能导致误诊、漏诊。有研究发现，头孢菌素类药物在体内不易完全分解代谢，40%~60% 会通过肝脏代谢的方式沉积于胆汁内，容易在胆囊中蓄积，超声显示结石，停止服药之后，胆囊中胆盐池慢慢恢复，结石也溶解消失了。

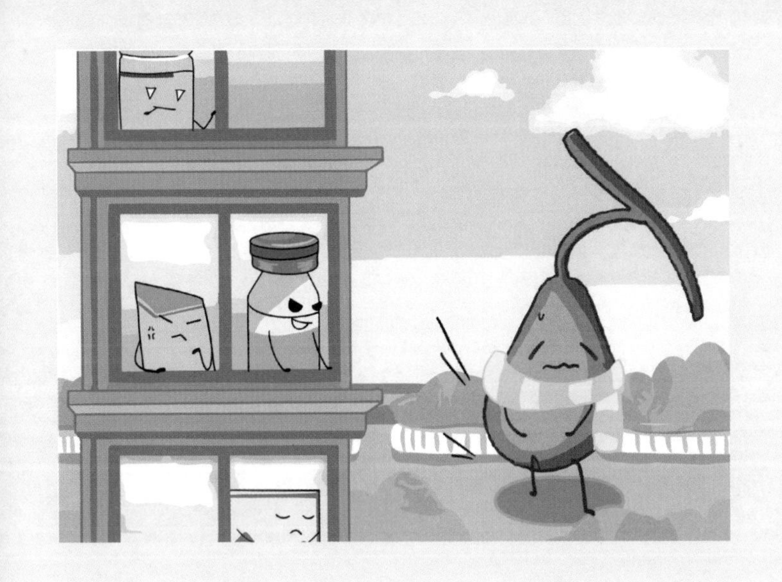

临床上还发现长时间应用一些药物会导致胆囊疾病：如头孢曲松钠易导致胆囊结石；口服阿奇霉素易导致胆囊炎；善得定（奥曲肽，抑制消化液分泌的药物）易导致胆囊肿大；酮替芬（治疗全身皮疹）易导致胆囊萎缩等。因此，要慎用药，好好善待我们的胆囊。

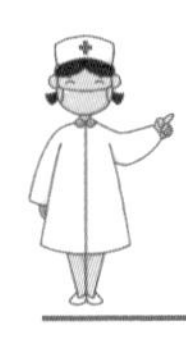

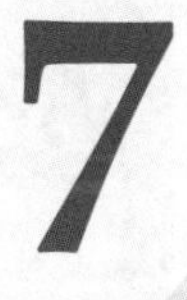

胆囊切除术后腹痛

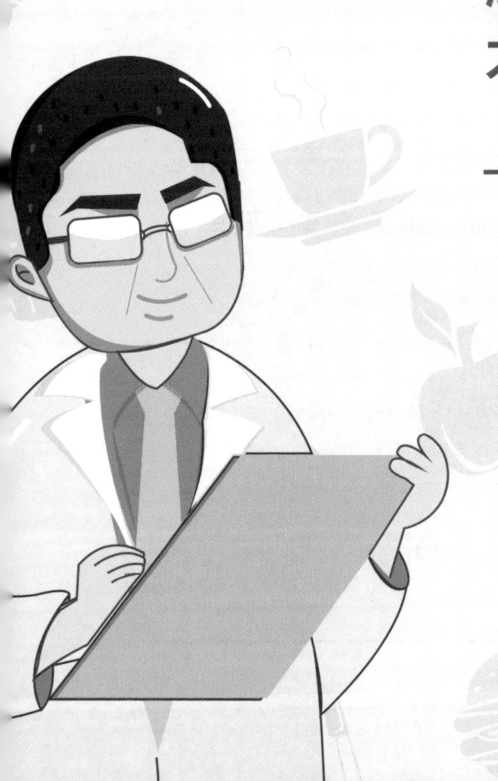

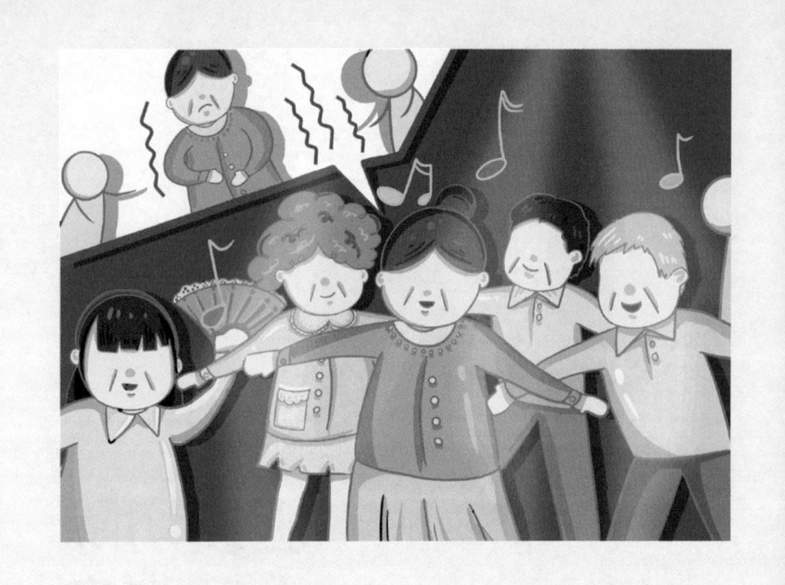

李大妈是社区领舞队长，今天音乐刚响起，她就觉得上腹疼痛，邻居们马上致电社区医务志愿者赵医生。原来，李大妈在半年前刚做了胆囊切除术，而部分患者术后会有持续性或间断性上腹痛，疼痛部位在上腹部或右季肋区，发生率为23.8%~37.0%，这种疼痛称为胆源性疼痛。

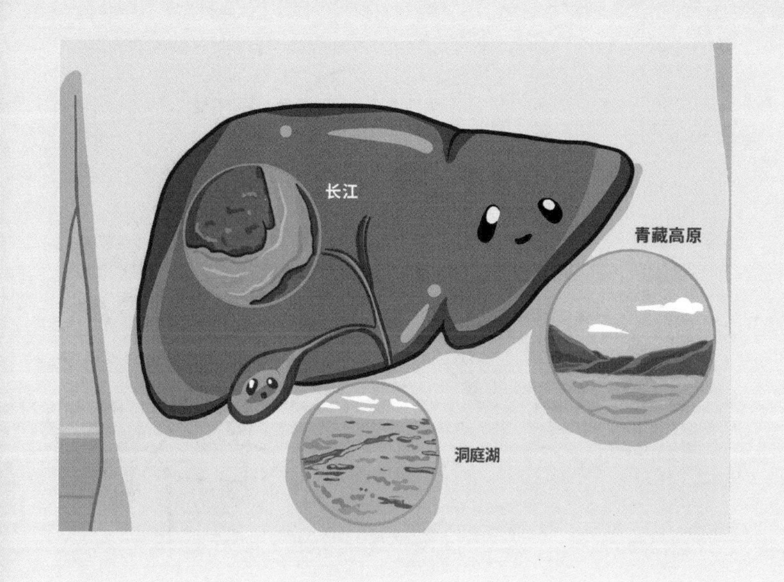

这里用一个比喻来理解肝脏、胆囊和胆管的关系。青藏高原好比是肝脏，长江是胆管，洞庭湖类似胆囊。青藏高原积雪融化，水流入长江，长江水进入洞庭湖存储。最终长江水从崇明岛处入海。肝脏分泌胆汁，胆汁通过胆管进入胆囊，进食时胆囊收缩排空胆汁进入小肠。胆源性疼痛病因主要为胆管的末端开口处狭窄，类似长江的出海口处被堵塞。

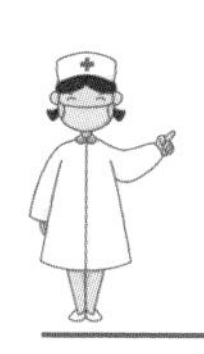

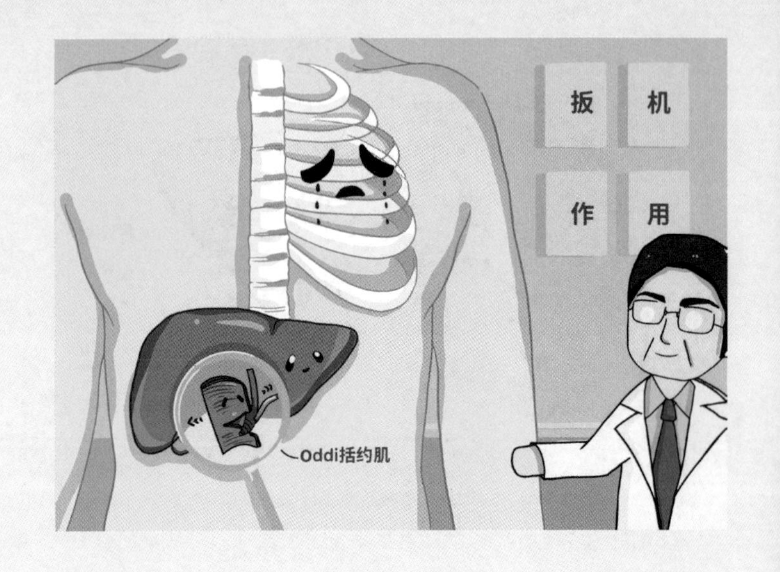

胆源性疼痛主要是由于胆囊与胆管下端出口处的 Oddi 括约肌之间原有的协调作用受到破坏，括约肌呈痉挛状态，胆汁不易排出，胆总管扩张，出现右季肋区疼痛，其中胆总管壁的张力在疼痛发生中起“扳机”作用。

疼痛会维持一段时间
什么时候会痛啊？
不定时的。
不明显
翻来覆去

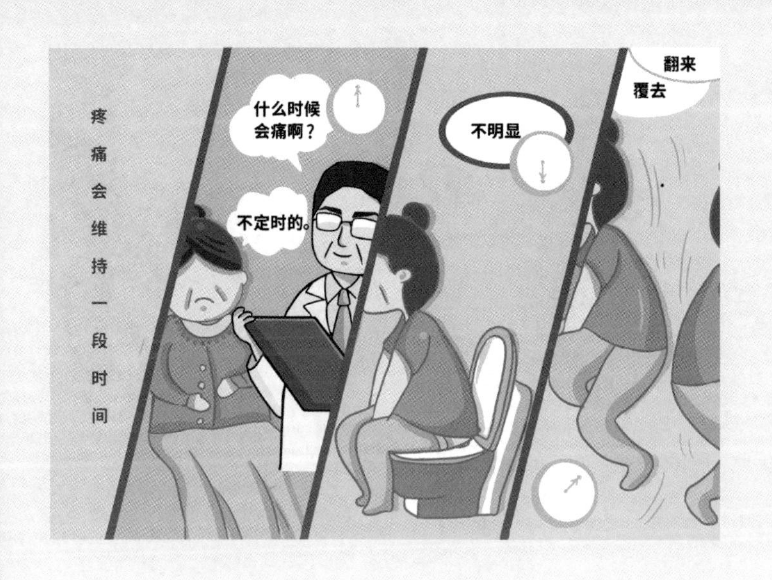

与胆囊切除相关的胆源性腹痛有以下特点：①疼痛逐渐加重至稳定水平，持续30分钟或更长时间；②发作间歇期不等（不是每天发作）；③疼痛影响患者日常活动或迫使患者急诊就医；④与排便相关性不明显；⑤改变体位或抑酸治疗后疼痛无明显减轻。

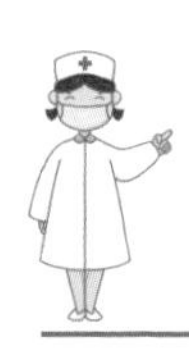

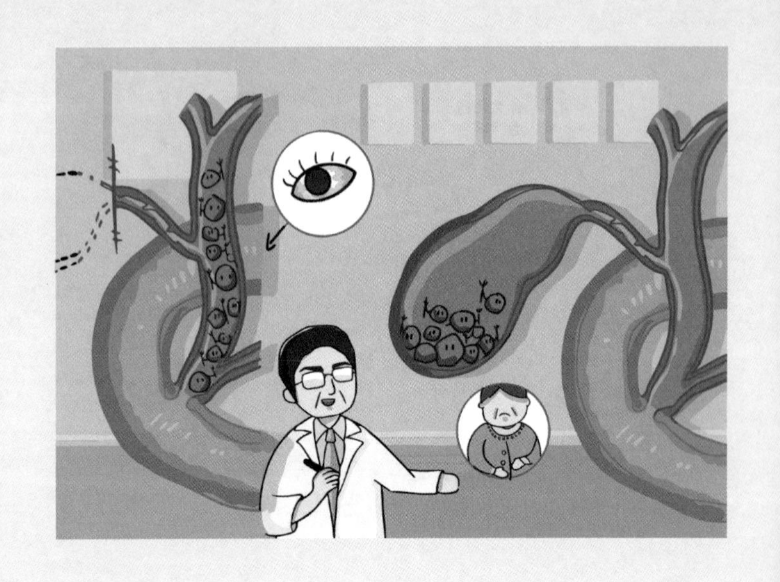

胆囊切除术后疼痛除了和Oddi括约肌功能异常有关以外，还有其他原因，例如：①胆总管结石：胆管结石引起的疼痛和胆囊结石相同，同时部分患者会出现尿黄、眼睛巩膜黄染等；②残余胆囊结石：胆囊切除不完整，剩余的胆囊管有结石残留，部分患者会出现明显疼痛；

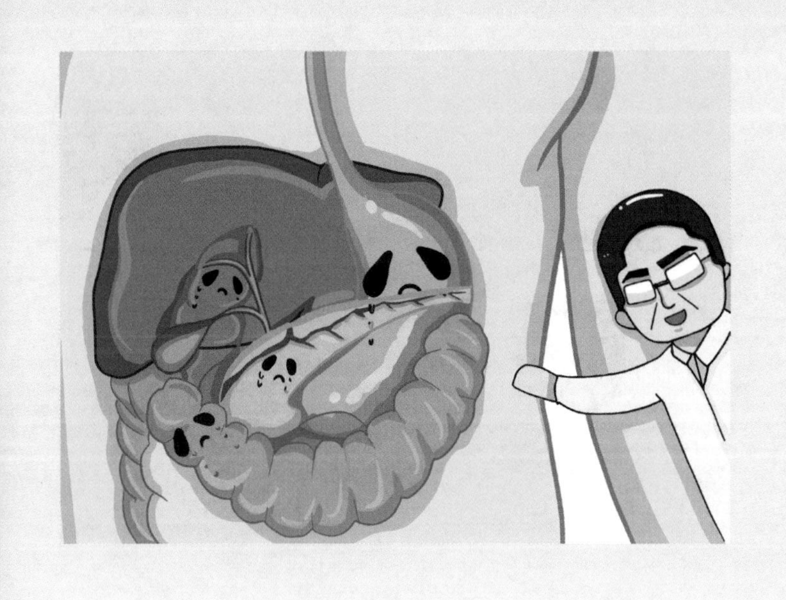

③ 胰腺炎：部分胆囊结石患者会伴有急性胰腺炎的发生，术后胰腺炎的疼痛程度与炎症程度相关；④ 其他腹腔器质性疾病：胃炎、胃溃疡、十二指肠球部炎症或者溃疡都会出现上腹痛，并且疼痛部位与胆囊炎疼痛部位相同。

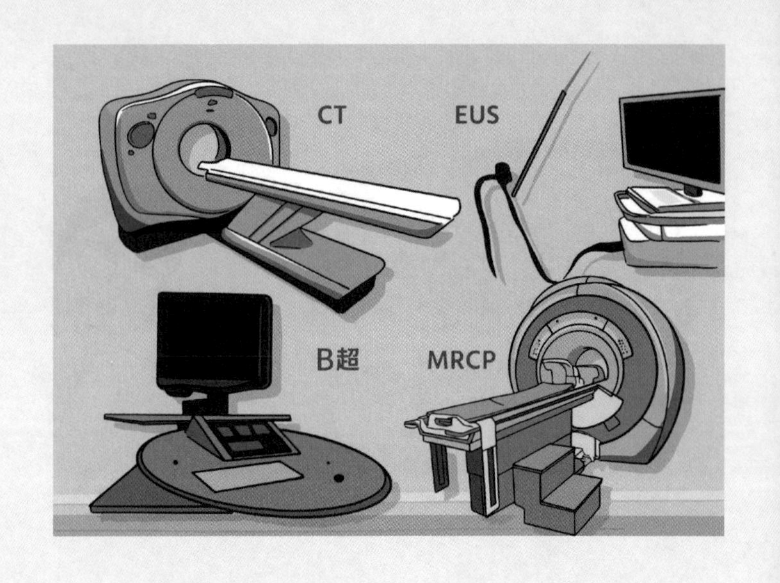

那么，如何确定术后疼痛是胆源性疼痛？首先要通过病史和体格检查，排除非胆源性疾病引起的疼痛，然后进行肝脏、胆道及胰腺相关血清学检查和影像学检查，首选B超和CT检查，必要时行磁共振胰胆管造影（MRCP）或者超声内镜（EUS）检查。

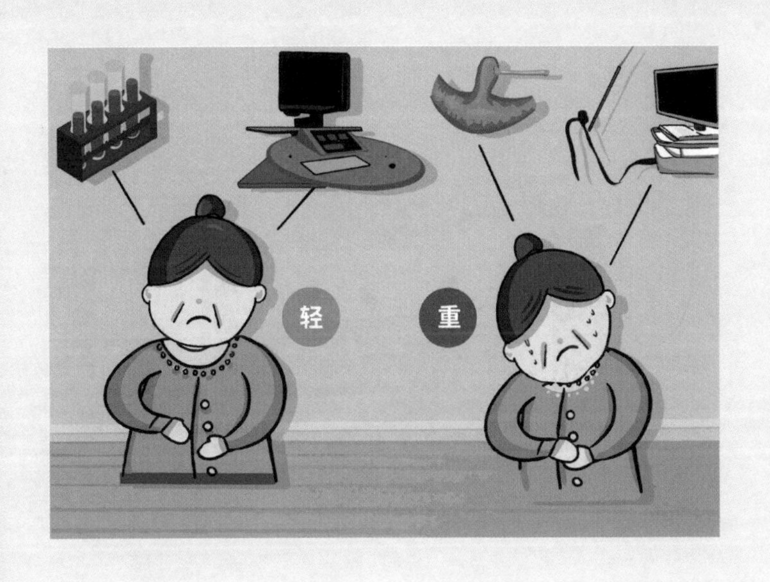

胆源性腹痛分为轻型和重型，相应的治疗方法也有区别。如果患者无肝脏转氨酶升高（血液检查）、胆管扩张（影像检查）等客观证据，应属于功能性腹痛，这类轻型疼痛患者可先选择临床观察或药物治疗。

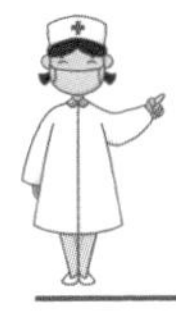

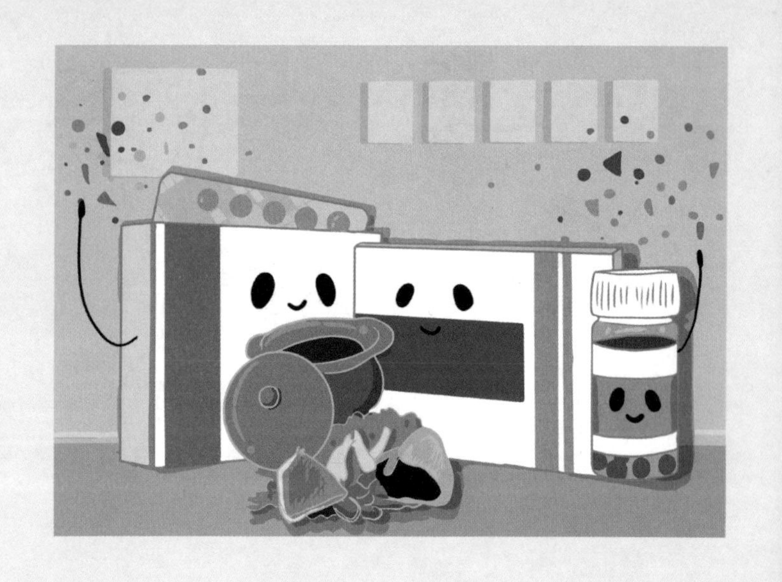

临床常用药物包括钙通道拮抗剂[得舒特(匹维溴铵片)]、胃肠动力药物[吗丁啉(多潘立酮片)]、硝酸酯类药物(硝酸甘油)及中药等。另外,三环类抗抑郁药可有效缓解患者的腹痛症状。临床观察及药物治疗无效后,可行内镜下十二指肠乳头括约肌切开术(EST)。保守治疗无效并且EST失败的患者可考虑行外科Oddi括约肌成形术。

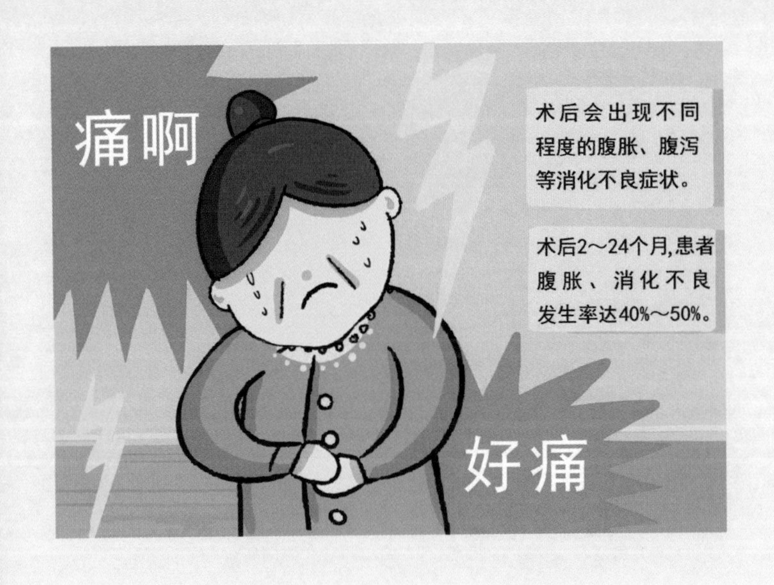

胆囊切除术后不仅会出现腹痛，还会出现不同程度的腹胀、腹泻等消化不良症状。资料显示，术后随访2~24个月患者，40%~50%存在腹胀、消化不良等。还有患者可新发腹泻、排便频率增加以及大便松散等症状。那么，胆囊切除术后腹泻该怎么办呢？我们下篇接着分析。

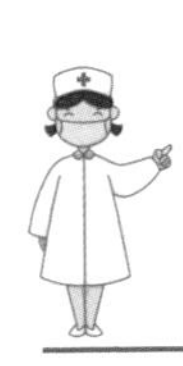

8

胆囊切除术后腹泻原因及治疗

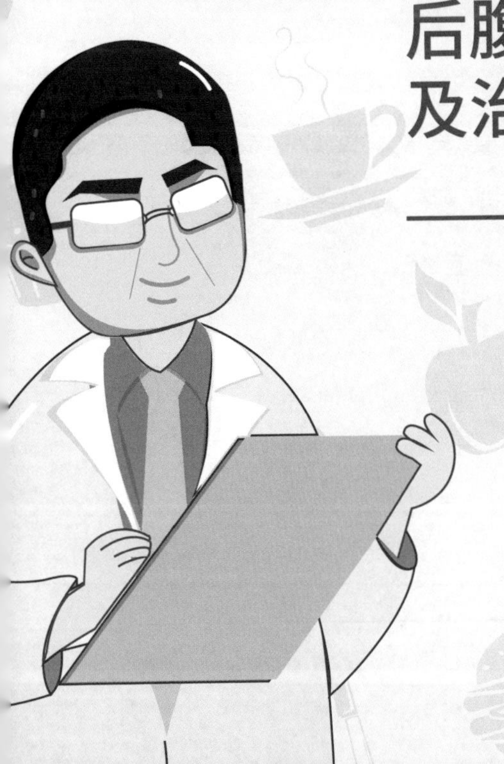
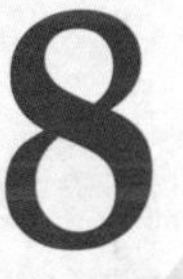
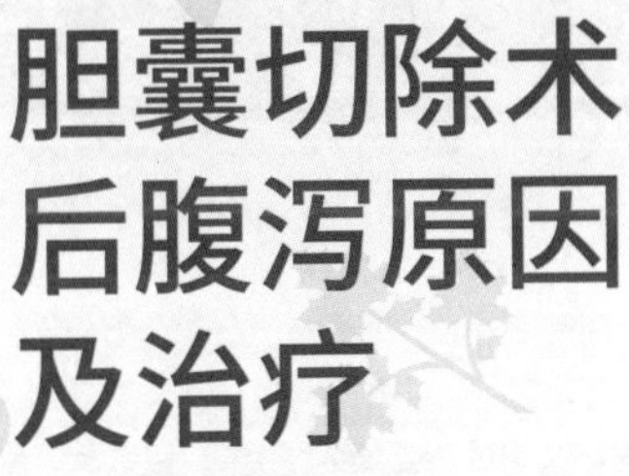

老王，你前段时间
怎么没出来啊？
我们舞友群
都在等着你领舞呢！
胆囊切除后
总有点拉肚子。
腹泻是可以
治愈的。

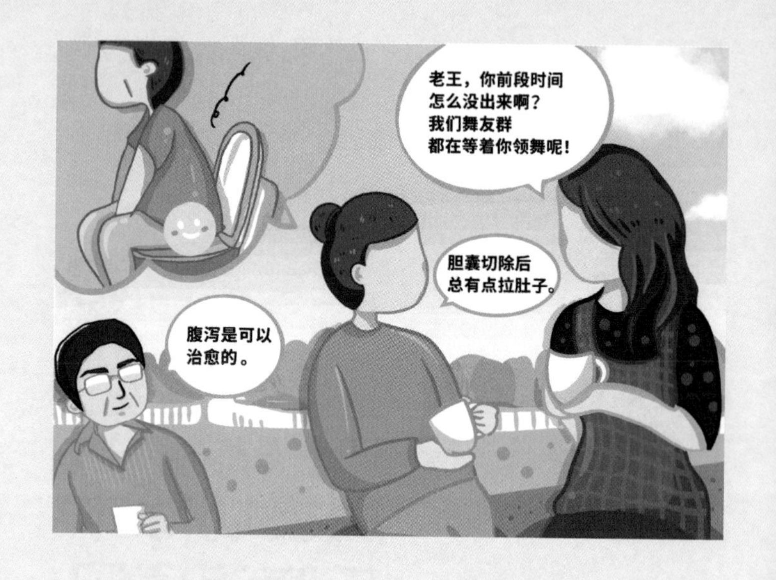

有文献报道，胆囊切除术后可引发腹泻、排便频率增加以及大便松散等症状。术后一周新发腹泻发生率约为25%，术后3个月新发腹泻发生率约为5.7%。术后2~24个月患者，40%~50%存在腹泻或腹胀症状。

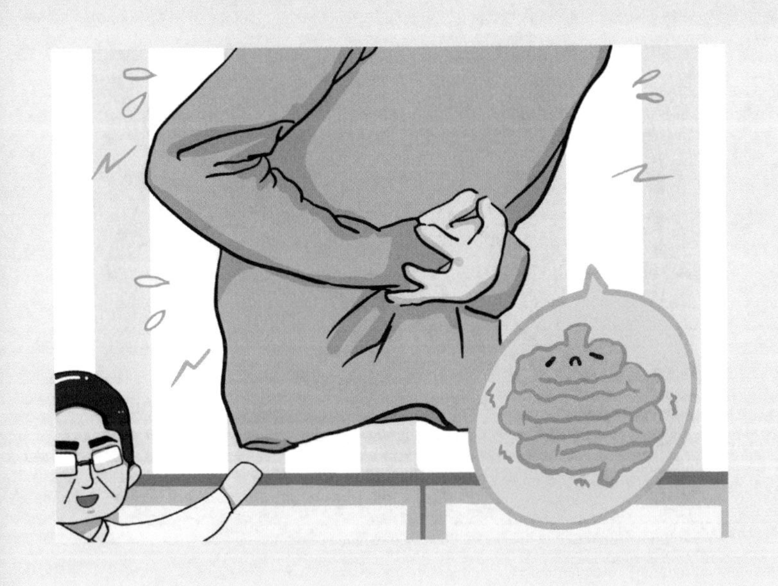

腹泻的原因

一、胆囊切除后，血液中的胆囊收缩素处于较高水平，肠道激素、神经肌肉的功能发生紊乱，最终导致胆道功能出现障碍。

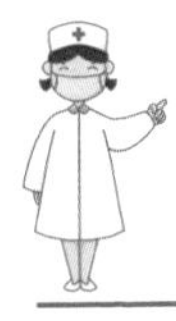

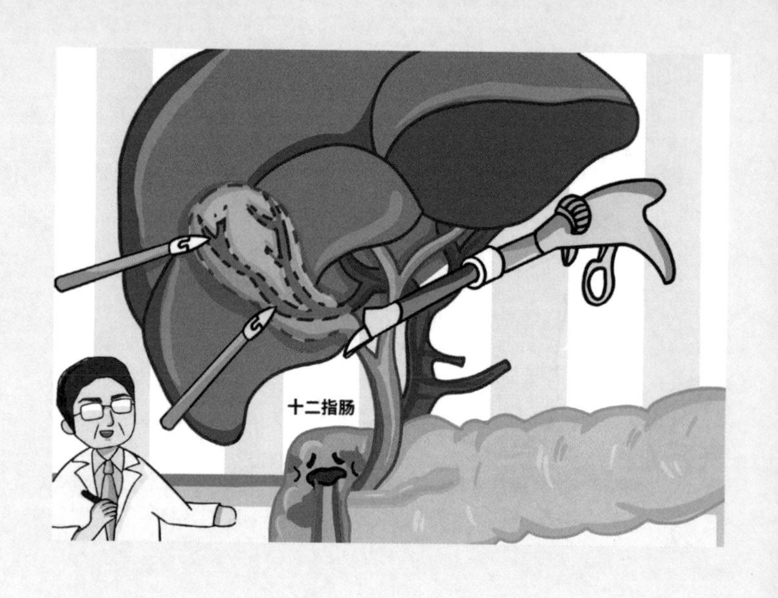

二、胆囊对胆汁的浓缩和排空的功能突然发生中断，胆汁就会源源不断地流进十二指肠内部，肠内的胆汁无法达到足够浓度，脂肪的消化和吸收无法有效进行，就会发生腹泻。

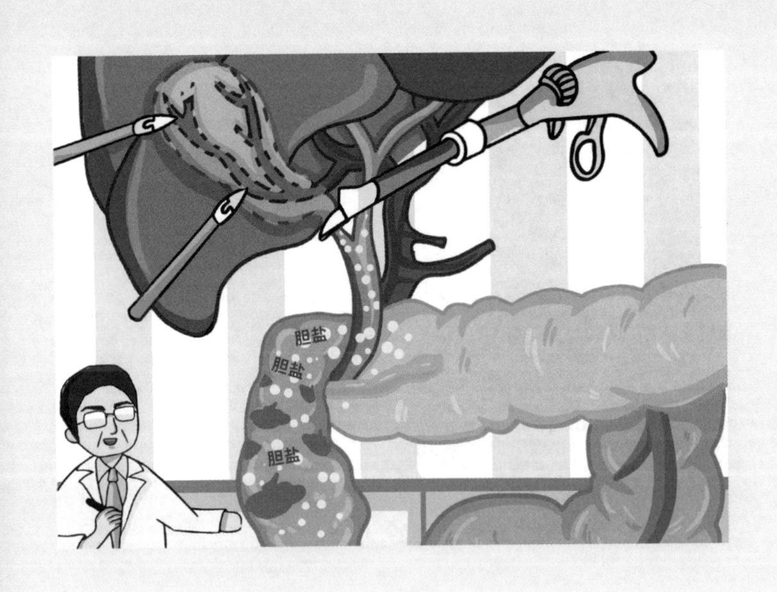

三、胆汁不能有效浓缩和规律排放。胆盐过多进入结肠，刺激结肠加快运动，导致顽固性腹泻的发生。

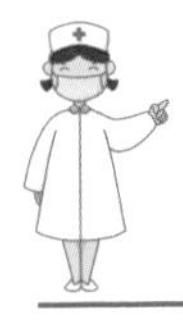

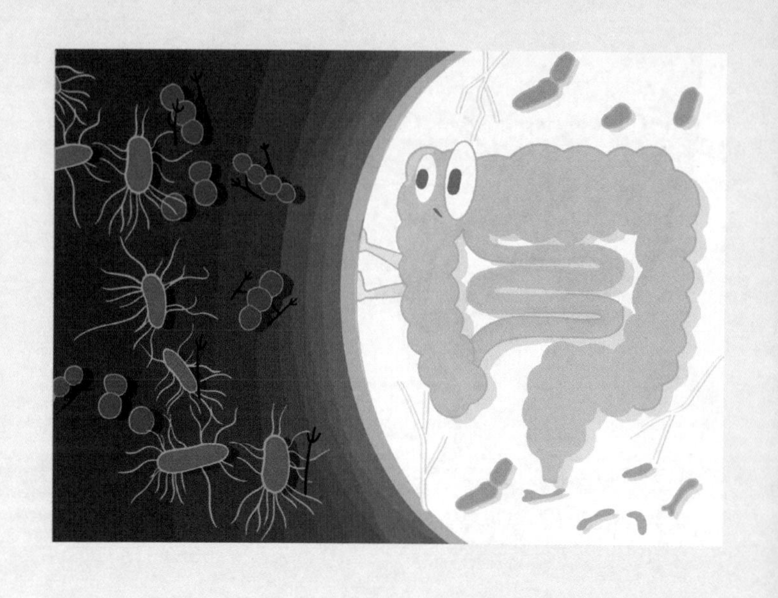

四、患者的肠道菌群发生急剧的变化，大肠埃希菌和肠球菌等有害菌群明显增加，而双歧杆菌、乳杆菌等益生菌群则明显减少，使肠道的屏障功能减弱而致腹泻。

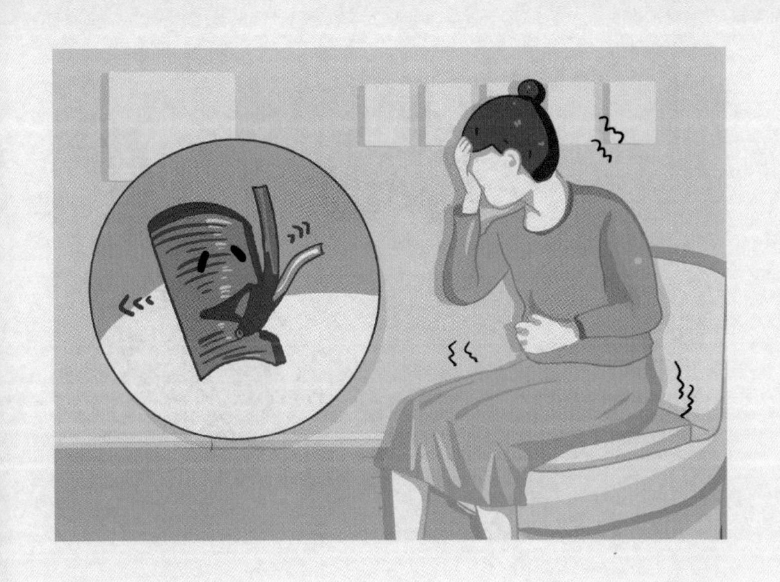

五、有些患者由于胆管下端括约肌功能障碍，导致术后出现不同程度的腹胀、腹泻等症状。

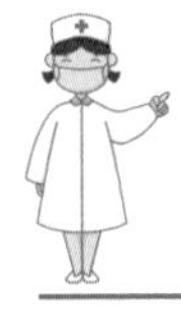

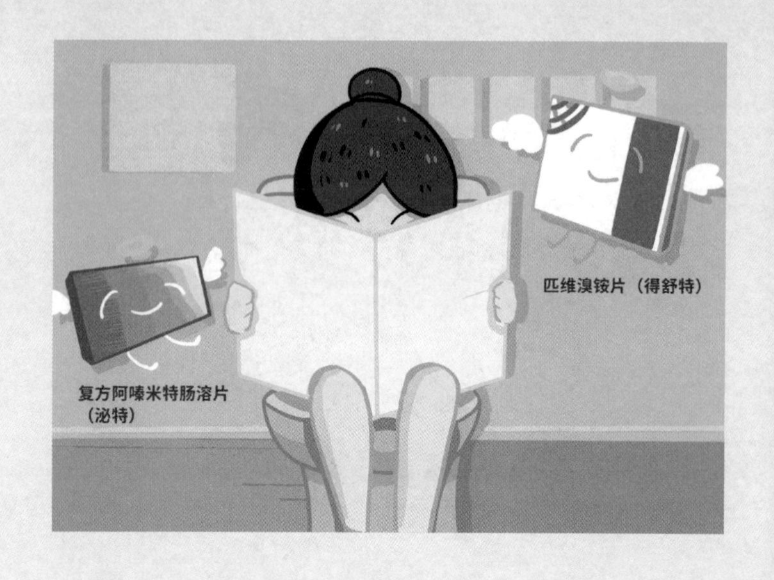

腹泻的治疗

胆囊切除术后患者出现腹胀、腹泻等消化不良症状，可通过使用促进胆汁分泌和补充消化酶的药物进行治疗。常用药物有泌特（复方阿嗪米特肠溶片）、得舒特（匹维溴铵片）等。

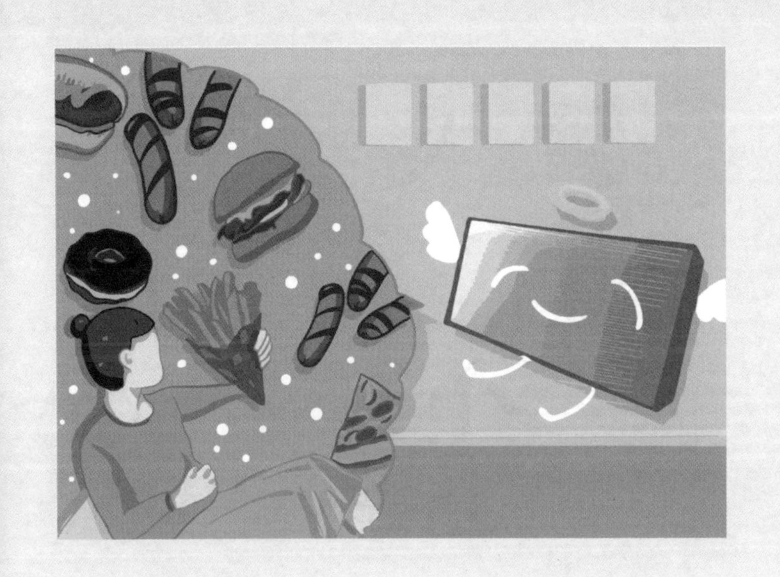

泌特含有利胆成分阿嗪米特，能高效促进胆汁分泌，利于脂肪类食物的消化和吸收；泌特含有3种胰酶，能促进消化，快速消除腹胀，有效率大于70%。

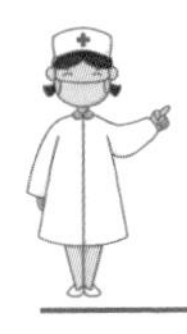

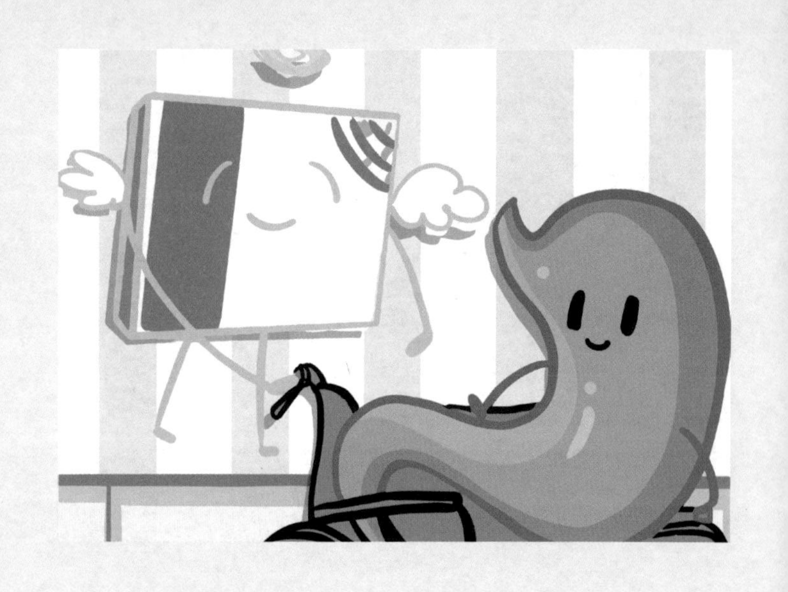

得舒特是一种对胃肠道具有高度选择性的解痉药，能够防止肌肉过度收缩而起到解痉作用，并增加肠蠕动能力，对胆管括约肌有松弛作用，在使用泌特的同时加用得舒特，可以纠正胆道和肠功能紊乱。

我明天就要
约我的小姐妹去跳舞。
腹泻终于好了！

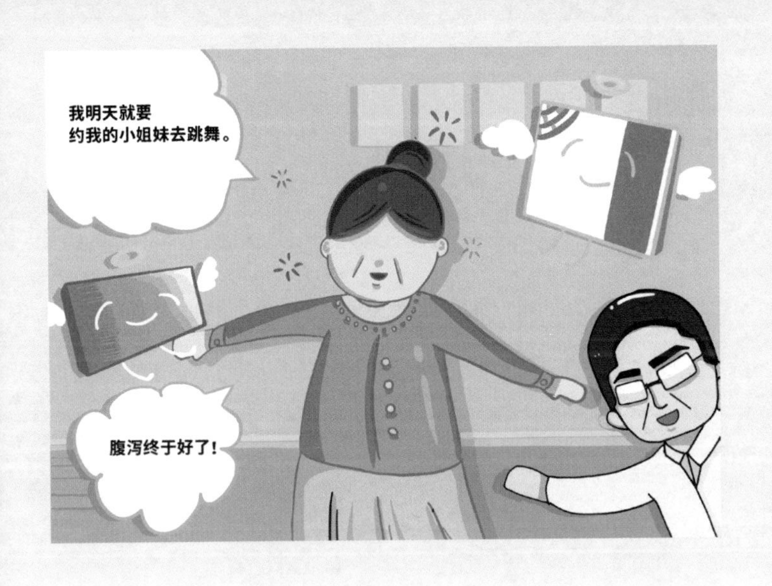

泌特与得舒特联合治疗胆囊切除术后腹泻效果好，且不良反应不明显，治疗2周后的总有效率达94.4%。患者每日排便次数增加、大便不成形、腹胀及腹痛等情况都得到明显改善。

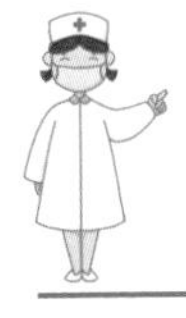

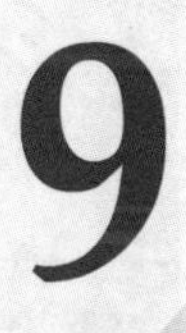

9

容易导致胆囊结石的疾病

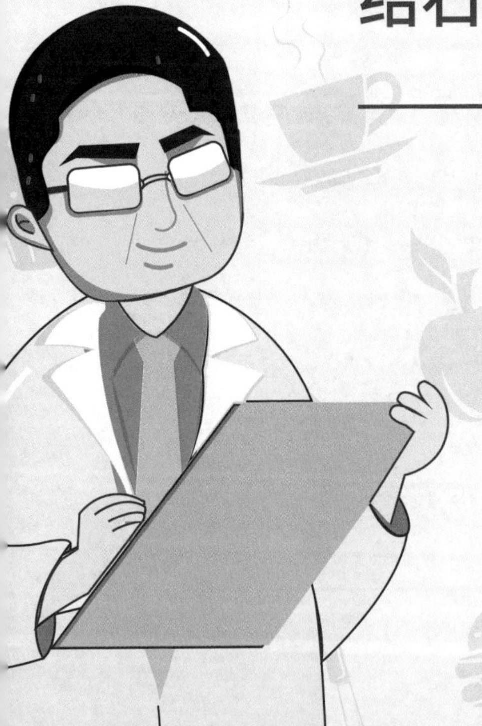

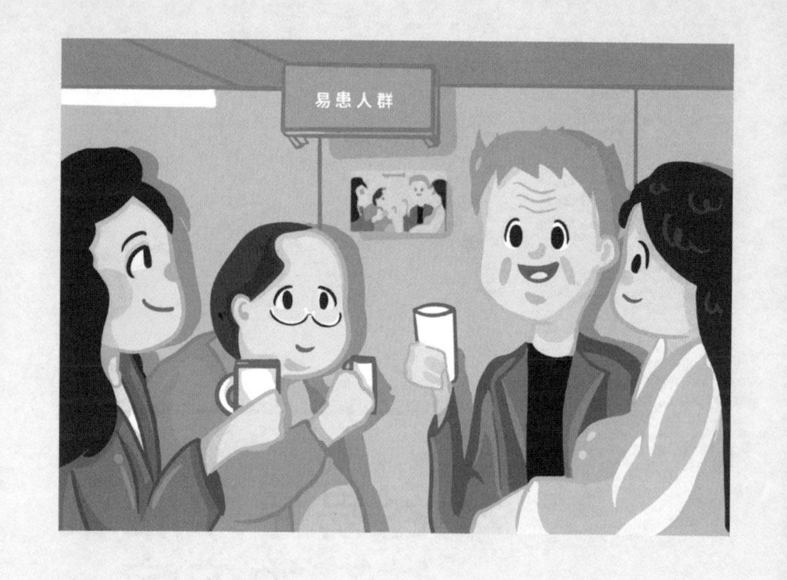

流行病学的调查显示，胆囊结石的患病率为10%~15%，其发生的危险因素具有“5F”特征，即女性（female）、肥胖者（fatty）、中年（forty）、产妇（fertile）、家族史者（family）。按照结石成分，胆囊结石可分为胆固醇结石、胆色素结石和混合型结石，其中胆固醇结石占胆囊结石的70%。

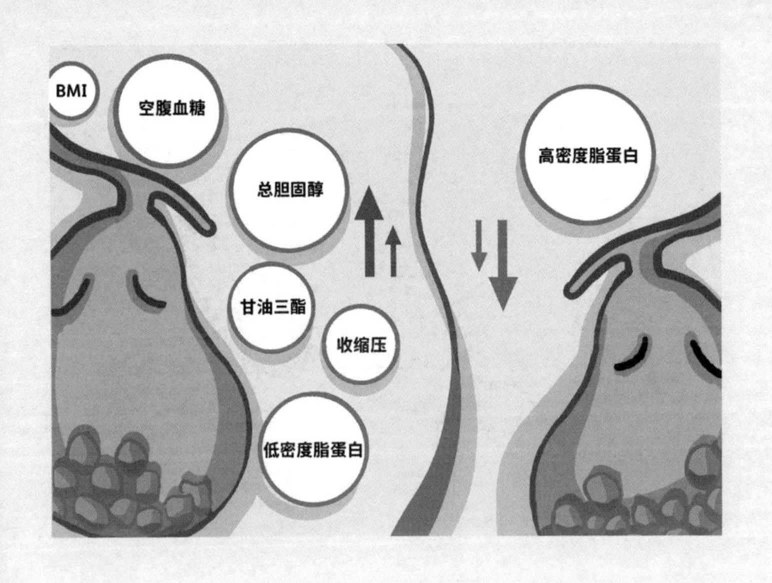

总胆固醇、甘油三酯、低密度脂蛋白、空腹血糖、BMI、收缩压与胆囊结石的发生呈正相关，高密度脂蛋白与胆囊结石发生呈负相关。高密度脂蛋白被认为是防石因子，但是当脂代谢紊乱时（肥胖、糖代谢异常、血脂异常、高血压），高密度脂蛋白的防石作用被削弱。

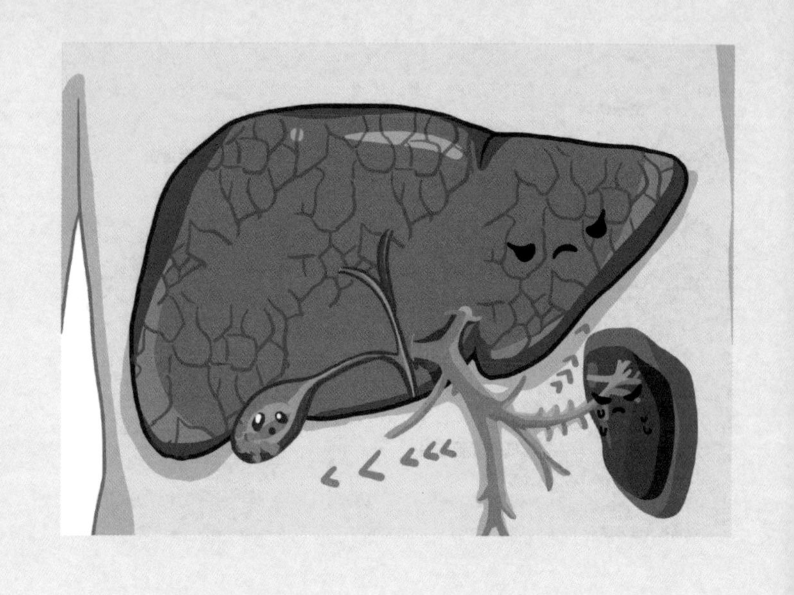

一、肝硬化并发胆囊结石发生率为11%~18%，明显高于非肝硬化群体。且肝硬化程度越重，肝硬化发生时间越长，门静脉压力越高，脾脏越大，胆囊结石发生率越高，并且肝硬化患者的胆囊结石以胆色素结石及混合型结石为主。

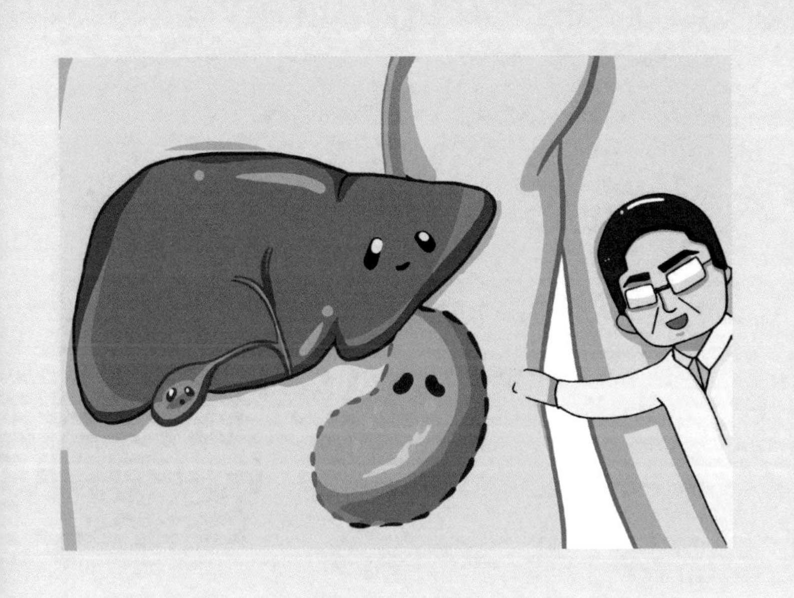

二、胃肠道功能障碍会促进胆囊结石形成。胃切除术后，因手术损伤或切断迷走神经肝支，使胆囊收缩功能改变，患者很容易形成胆囊结石。

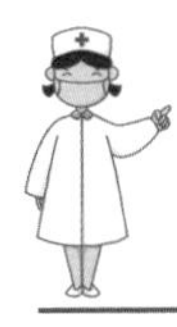

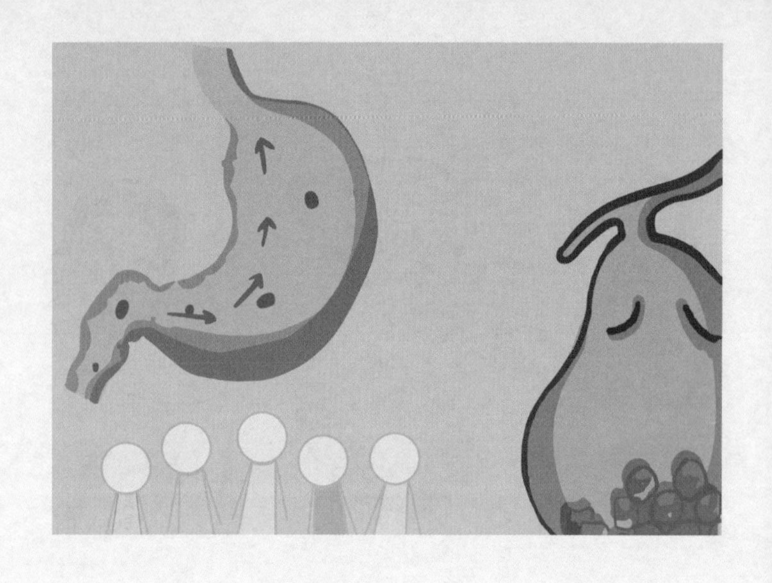

三、萎缩性胃炎、胃溃疡、十二指肠炎、十二指肠反流及胆道感染患者均容易出现胆囊结石。胃、十二指肠炎症和溃疡的形成均与胃酸和胃蛋白酶的消化作用有关，约有10%的人在一生当中可能患此病，是一种多发病和常见病。

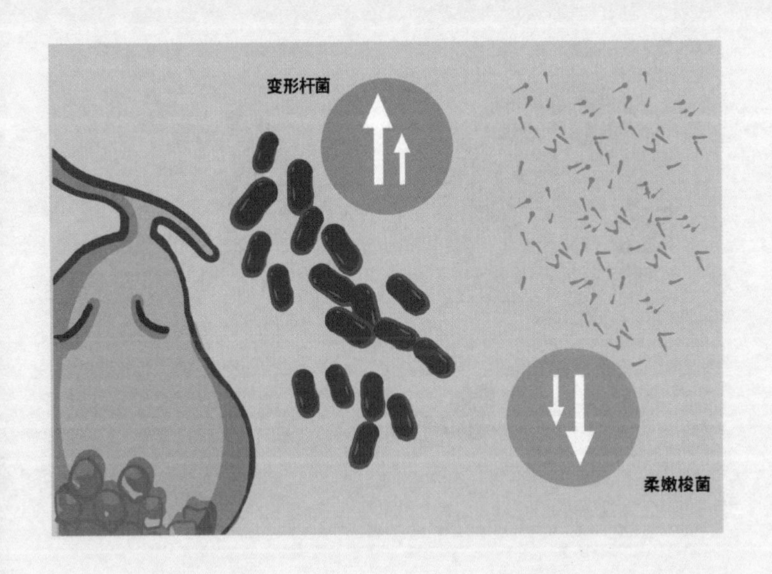

四、肠道菌群改变与胆囊结石的发生有一定的关系。胆囊结石患者的肠道菌群与正常人相比，变形杆菌显著增多；柔嫩梭菌显著减少。另外胆囊结石患者胆道菌群的多样性也显著高于正常人。

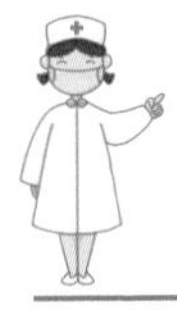

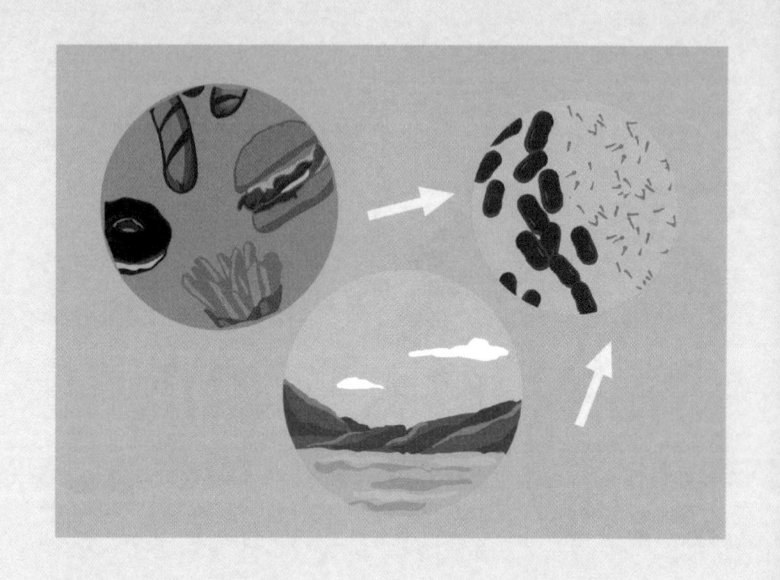

胆囊结石患者与正常人只有60%的肠道细菌相同，胆囊结石患者肠道菌群的改变，与平时的饮食、环境等因素有关。高胆固醇和高脂肪饮食会明显增加胆囊结石的发生率。

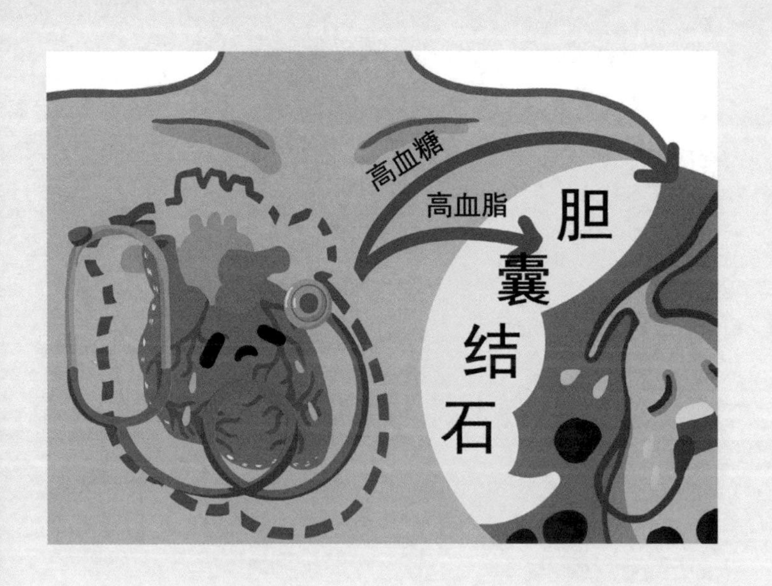

五、心脏移植患者术后胆囊结石的发病率明显升高，可能与免疫抑制剂副作用相关的高血糖及高血脂有关。

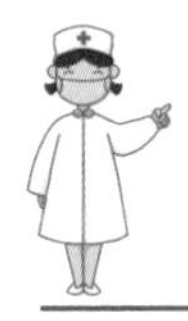

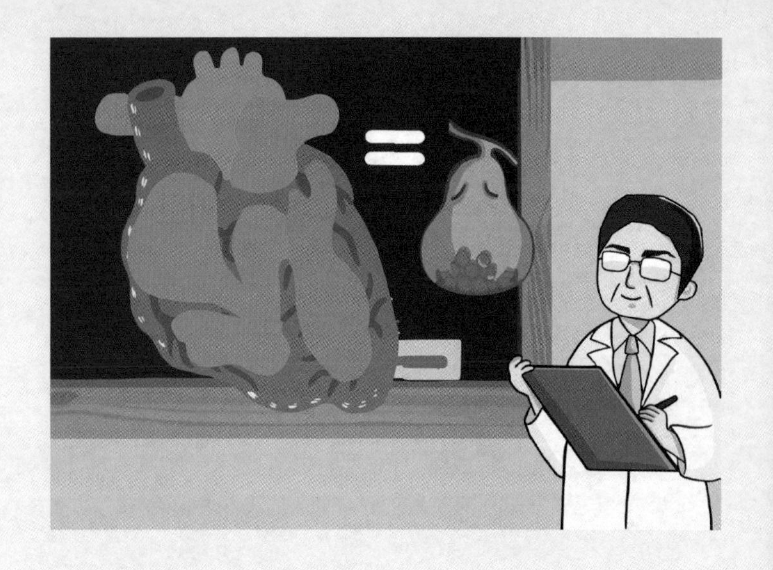

六、发绀型先天性心脏病的成年患者无论有无手术，发生胆石症的概率都增加，其发生与发绀持续的时间、血小板计数等有关。先天性心脏病轻者无症状，重者可有活动后呼吸困难、发绀、晕厥等，年长儿可有生长发育迟缓。

甲状旁腺功能亢进患者
胆囊结石发病率
较正常人群升高

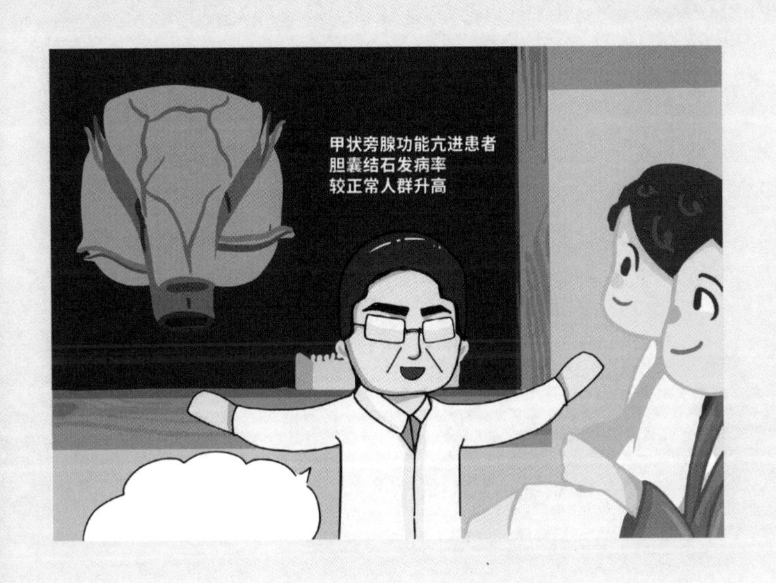

七、甲状旁腺功能亢进症是甲状旁腺分泌过多甲状旁腺素引起的钙磷代谢失常，导致出现高钙血症、肾结石、肾钙质沉着症和骨吸收增加等。

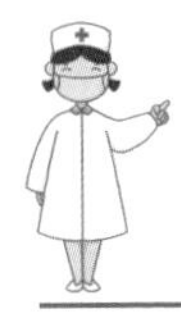

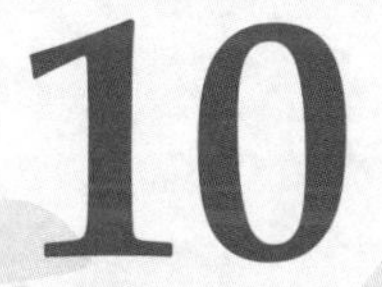

胆汁反流性胃炎与胆囊疾病的关系

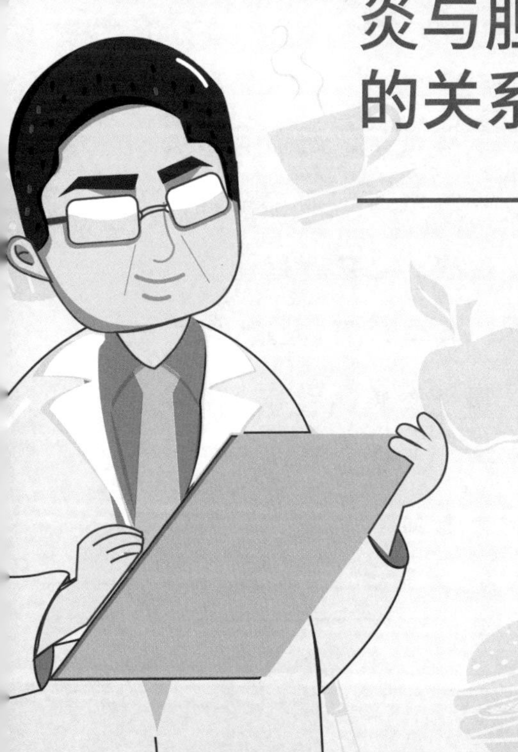

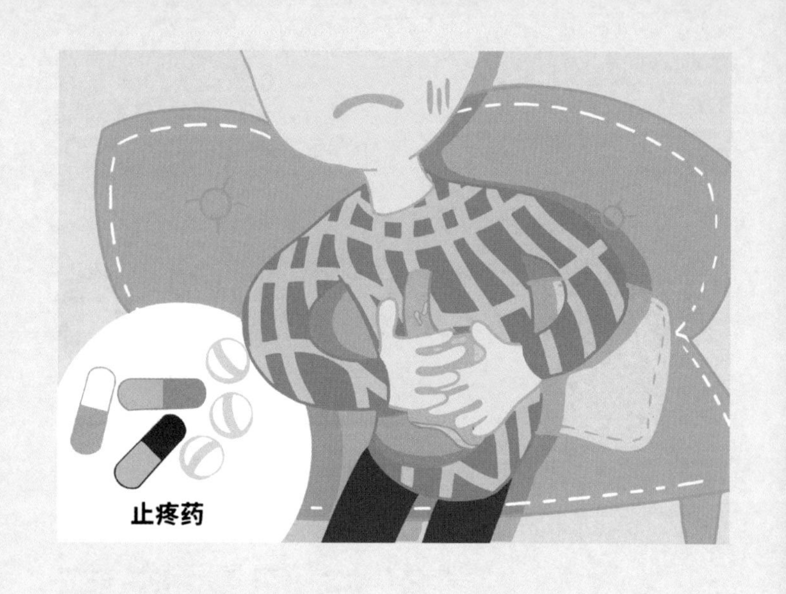

胆汁反流性胃炎是胆汁反流进入胃内并引发胃黏膜损害，大多数有上腹部隐痛、饱胀不适、嗳气、反酸、吐逆黄绿色苦水等消化不良的表现。餐后疼痛加重，服用抗酸药物或碱性药物后疼痛减轻并不明显，甚至反而加重疼痛。严重者可以出现上消化道出血，表现为呕血、黑便，发病率约占慢性胃炎患者的 20%。

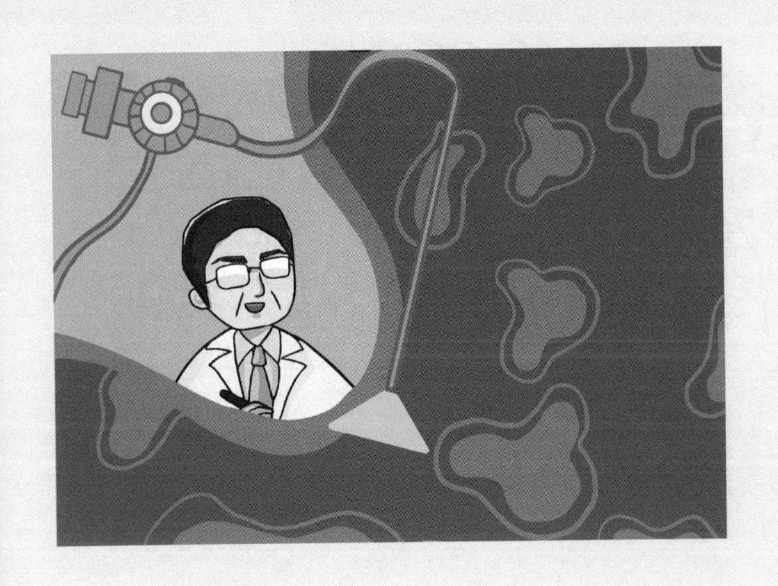

胃镜下观察可见胃黏膜广泛充血、肿胀或红色斑点，可以见到胃壁有胆汁斑附着，重症患者能够看到出血和糜烂。靠近胃体、胃底部的病变较轻，靠近幽门的胃窦部病变最显著。随着疾病进展，病变渐渐延伸到近端胃，

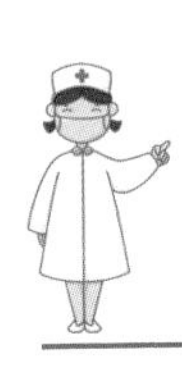

后期还会出现胃黏膜萎缩变薄、肠上皮化生及结节样增生。

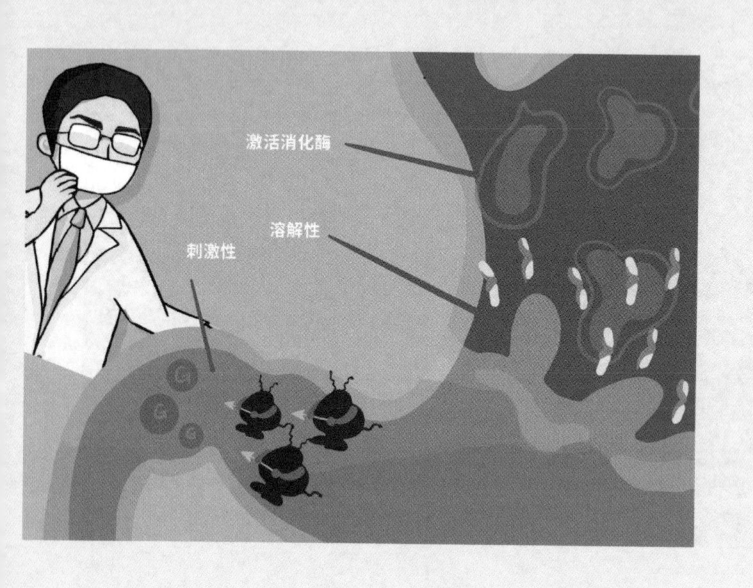

胆汁反流会对胃黏膜造成损害的原因如下：①溶解性，高浓度的胆汁酸可直接破坏细胞膜和细胞间的紧密连接，损伤黏膜，甚至破坏黏膜屏障；②刺激性，胆汁酸会刺激胃窦部的G细胞过度分泌促胃液素，导致幽门口的肌肉松弛，加重胆汁反流；③激活消化酶，反流物中的胆汁酸可激活部分消化酶，加重黏膜的炎症程度，甚至新发溃疡。

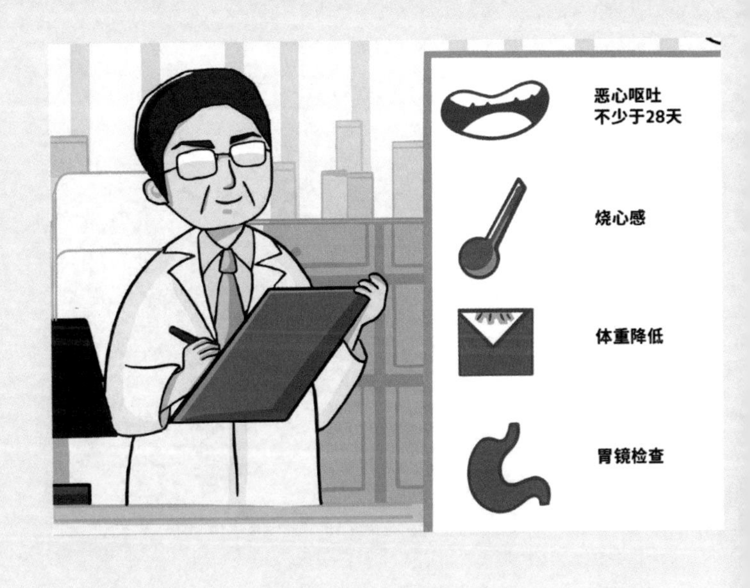

胆汁反流性胃炎的诊断标准：未做过胃肠道手术，有上腹疼痛、腹胀、上腹饱满、吐苦水、体重降低、烧心或恶心、呕吐等症状不少于28天。胃镜检查具备以下3个特点：①胃黏膜质地脆，表面充血肿胀；②胃镜插入胃内停止操作1分钟后仍可见胆汁自十二指肠反流入胃；③胃黏液湖有黄绿色胆汁染色。

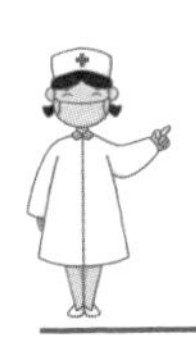

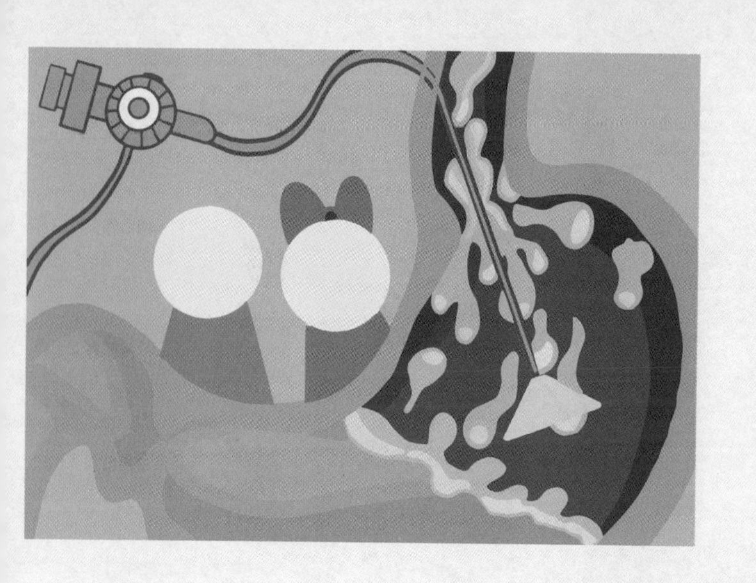

慢性胆囊炎伴胆结石患者做胃镜检查，大约4/5患者存在胆汁反流，尤其是有胆石症、胆囊手术史或Oddi括约肌成形术的患者。在反流性胃炎患者中结石性胆囊炎患者占28.93%，胆囊切除术后患者占20.44%。女性患者数量要比男性高出1倍多。

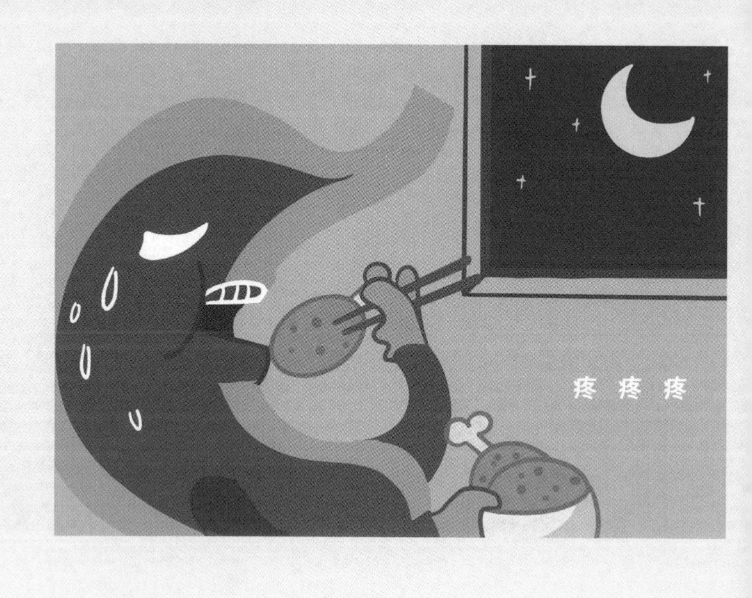

慢性胆囊炎常见的症状为反复发作的右上腹或者中上腹部疼痛，伴有右侧肩胛下区放射痛，常在夜晚及饱食后腹痛，疼痛性质为持续性，一般持续1~3小时后疼痛能减轻，在疼痛发作的间歇期，患者可有右上腹饱胀不适或胃部灼热、食欲不振、反酸、嗳气、厌油腻等消化道症状，并于进食高脂食物后症状加重。

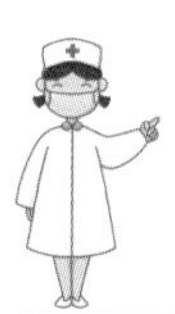

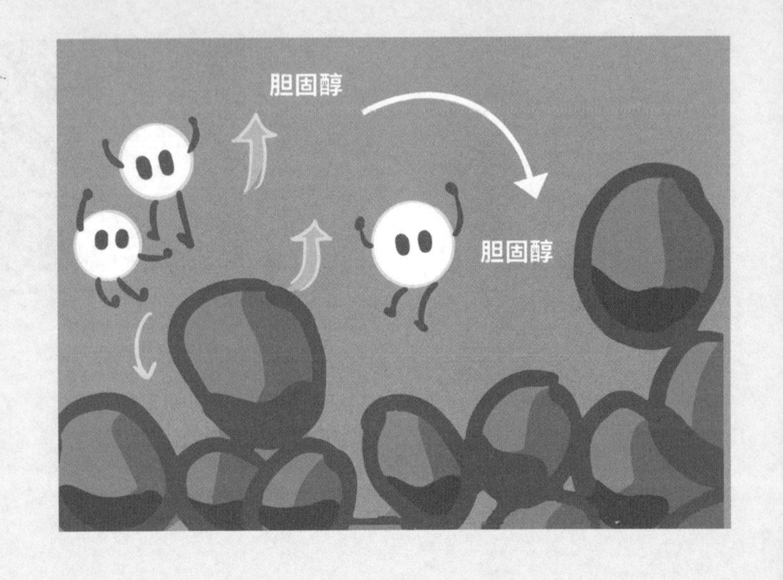

胆汁是一种苦味的有色液汁，胆汁的颜色为金黄色或橘棕色，pH 值大约为 7.4。胆汁中的胆汁酸、胆固醇和卵磷脂之间有恰当的比例，当胆固醇分泌过多或胆汁酸、卵磷脂减少时，胆固醇被析出变成结晶，形成结石。

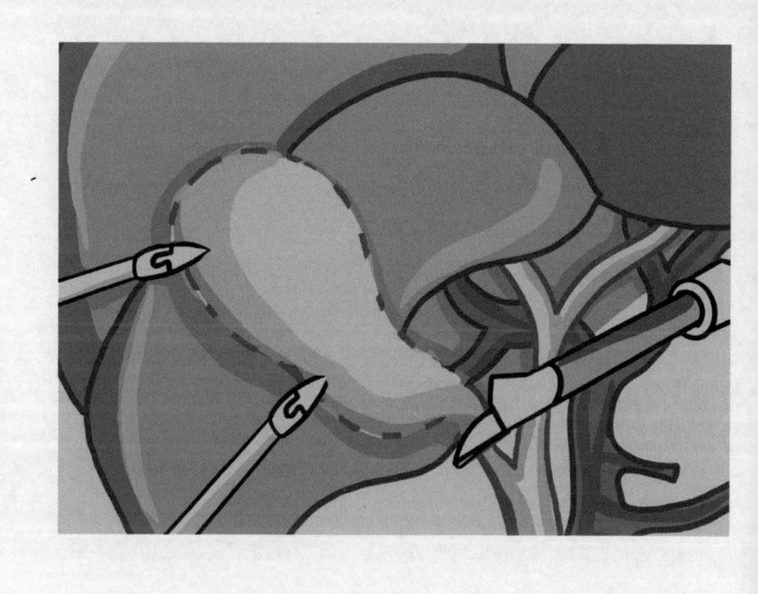

胆囊切除引起胆汁反流原因如下：①胆道功能紊乱，胆囊切除使得胆囊的功能缺失，胆汁的排泄系统功能发生紊乱；②胃肠动力紊乱，在胆囊被切除后，胆汁直接进入肠道，刺激十二指肠异常蠕动以及造成幽门的异常开放，使抗反流屏障功能大幅度减弱，最终造成胃肠道功能的周期性和节律性紊乱；

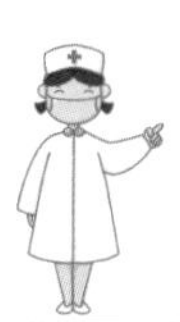

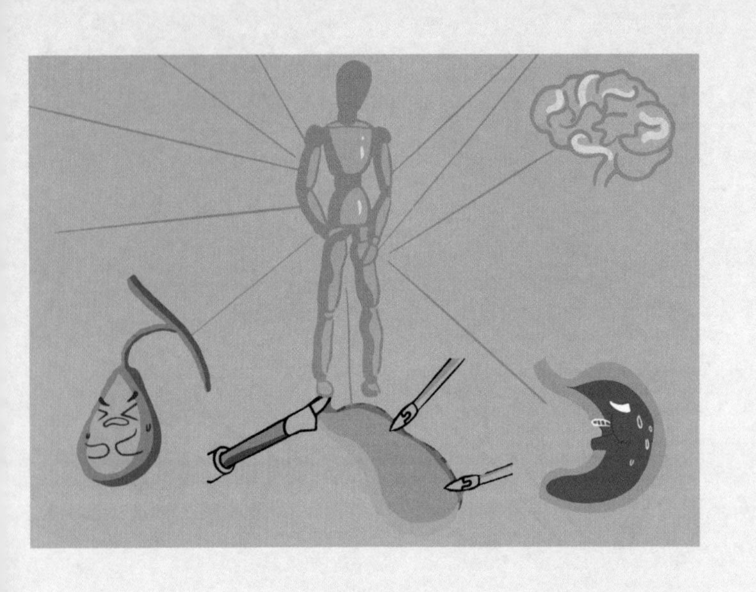

③ 神经－体液调节功能紊乱，胆囊被切除后，多种体液调节激素也相应发生改变，导致内脏运动神经功能和胆道、胃肠道运动紊乱，最终引起胆汁的反流；④ 精神心理等因素影响，胆囊切除导致情绪的改变与脑内神经化学递质改变，引起胃肠激素紊乱和胆道运动功能的调节紊乱，最终引起胆汁反流。

一般治疗措施有清淡饮食、注意休息、避免吸烟饮酒以及暴饮暴食。药物治疗有：①应用消胆胺，以结合胃内可溶性胆酸；②应用促胃动力药物促进胃排空，如莫沙必利等；③应用抑制胃酸药物来减轻胆酸的毒性，如奥美拉唑等；④胃黏膜保护药，常用的有硫糖铝等。

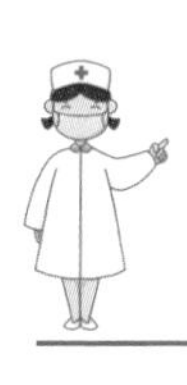

参考文献

[1] 刘通，陶明，王万超，等．酒精摄入量与新发胆石症关系的多中心回顾性研究（附 77 755 例报告）[J]. 中华消化外科杂志，2018, 17(1):76-83.

[2] 吴伟，张存．腹腔镜保胆取石与胆囊切除对儿童生长发育及生活质量的影响 [J]. 第三军医大学学报，2016, 38(10):1144-1147.

[3] 林纬．胆囊切除术后对人体的影响 [J]. 实用外科杂志，1989, 9(10):536-538.

[4] 王文臣．胆囊疾病误诊为心绞痛 15 例 [J]. 中国医药指南，2013, 11(30):96-97.

[5] 陈兰芳，胡珍，陈文生．咖啡与胆囊结石发生风险的系统评价 [J]. 重庆医科大学学报，2016, 41(3):298-306.

[6] LILLEMOE K D , MAGNUSON T H , HIGH R C , et al. Caffeine prevents cholesterol gallstone formation[J]. Surgery, 1989, 106(2):406-407.

[7] 李璇婧．胆囊疾病超声体检漏诊误诊原因分析 [J]. 饮食保健，2019, 6(2):240-241.

[8] 中华医学会外科学分会胆道外科学组，中国医师协会外科医师分会胆道外科医师委员会．胆囊切除术后常见并发症的诊断与治疗专家共识 (2018 版)[J]. 全科医学临床与教育，2018, 16(3):244-246.

[9] 李娟，魏小果，卢启明，等．胆外疾病与胆囊结石相关性的

研究进展 [J]. 临床肝胆病杂志 , 2016(5):1018-1021.

[10] 张贵志 . 对原发性胆汁反流性胃炎和慢性胆囊疾病两者关联的研究 [D]. 泰安泰山医学院 , 2014.

[11] 阮德锋 , 唐燕 . 180 例胆汁反流性胃炎病因探讨 [J]. 现代消化及介入诊疗 , 2010, 15(003):175-176.

[12] ROOS B, KATAN M B. Possible mechanisms underlying the cholesterol-raising effect of the coffee diterpene cafestol[J]. Current Opinion in Lipidology, 1999, 10(1):41-45.

图书在版编目（CIP）数据

三分钟知胆病 / 赵刚 , 王毅兴编著 . -- 上海 : 同济大学出版社 , 2021.10

ISBN 978-7-5608-9926-8

Ⅰ . ①三… Ⅱ . ①赵… ②王… Ⅲ . ①胆道疾病—诊疗 Ⅳ . ① R575.6

中国版本图书馆 CIP 数据核字 (2021) 第 198110 号

三分钟知胆病

赵刚　王毅兴　编著

责任编辑　朱　勇
助理编辑　朱涧超
责任校对　徐逢乔
装帧设计　张　微
插画设计　王诗圆

出版发行　同济大学出版社 www.tongjipress.com.cn
（地址：上海市四平路 1239 号　邮编：200092
电话：021-65985622）
经　　销　全国新华书店
印　　刷　上海丽佳制版印刷有限公司
开　　本　787mm×1092mm　1/32
印　　张　4
字　　数　90 000
版　　次　2021 年 10 月第 1 版　2021 年 10 月第 1 次印刷
书　　号　ISBN 978-7-5608-9926-8
定　　价　35.00 元